健康中国医学科普融媒体出版项目（第一辑）

U0266949

我要长高
——图说儿童增高的秘密

金润铭　李　欣○主编

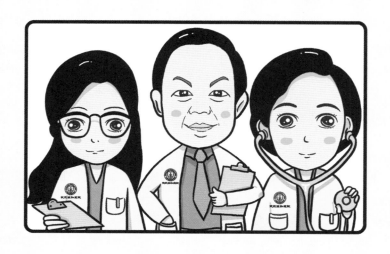

长江出版传媒
湖北科学技术出版社

图书在版编目(CIP)数据

我要长高：图说儿童增高的秘密 / 金润铭，李欣主编. —武汉：湖北科学技术出版社，2022.9

（健康中国医学科普融媒体出版项目.第一辑）

ISBN 978-7-5706-2128-6

Ⅰ.①我… Ⅱ.①金… ②李… Ⅲ.①儿童－身高－生长发育－普及读物 Ⅳ.①R339.31-49

中国版本图书馆 CIP 数据核字(2022)第 123023 号

我要长高——图说儿童增高的秘密

WOYAO ZHANGGAO——TUSHUO ERTONG ZENGGAO DE MIMI

策　　划：冯友仁

责任编辑：程玉珊　李　青　余　洋　　　　　　封面设计：胡　博

出版发行：湖北科学技术出版社　　　　　　电话：027－87679485
地　　址：武汉市雄楚大街 268 号　　　　　邮编：430070
　　　　　（湖北出版文化城 B 座 13－14 层）
网　　址：http://www.hbstp.com.cn

印　　刷：武汉邮科印务有限公司　　　　　　　　　邮编：430205

880×1230　　　　　1/32　　　　6.25 印张　　　　150 千字
2022 年 9 月第 1 版　　　　　　　　2022 年 9 月第 1 次印刷
　　　　　　　　　　　　　　　　　　　　定价：49.80 元

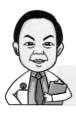

《我要长高——图说儿童增高的秘密》编委会

主　　编　金润铭（华中科技大学同济医学院附属协和医院）

　　　　　李　欣（华中科技大学同济医学院附属协和医院）

副 主 编　林　鸣（华中科技大学同济医学院附属协和医院）

　　　　　张冰玉（华中科技大学同济医学院附属协和医院）

编　　委　（按姓氏拼音排序）

　　　　　白　燕（华中科技大学同济医学院附属协和医院）

　　　　　蔡正维（宜昌市中心人民医院）

　　　　　韩　娟（华中科技大学同济医学院附属协和医院）

　　　　　李瑞珍（武汉儿童医院）

　　　　　刘景珍（恩施州中心医院）

　　　　　王小燕（湖北省妇幼保健院）

　　　　　杨　凡（仙桃市第一人民医院）

　　　　　张军红（荆门市第一人民医院）

　　　　　周树平（鄂州市妇幼保健院）

主　　审　（按姓氏拼音排序）

　　　　　陈　静（中国红十字基金会成长天使基金志愿者）

　　　　　李学鹏（中国红十字基金会成长天使基金办公室副主任，

　　　　　　　　　中国康复医学会科普工作委员会委员）

插 图 设 计　刘顺翔　刘小正　谢文超

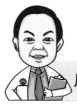

序言——听金润铭教授说他自己的故事

大家好，我是华中科技大学同济医学院附属协和医院的金润铭医生，本书中我给大家介绍的有关矮小的内容，主要是源于我多年的行医经历。6年前我去基层参加讲学会，会后朋友介绍一位身高仅136 cm的19岁男孩及其家长来向我咨询身高问题。男孩性发育已完全成熟，其父亲身高175 cm，母亲身高160 cm。男孩已经幸运地考上武汉的某大学。在男孩上学前，家长觉得他身高太矮才想到咨询医生。家长认为他们夫妻俩身高不错，孩子可能是晚长，却不知道孩子几乎失去了长高的机会。当时男孩骨龄已经达到17岁，虽经最大努力治疗，男孩最后身高仅定格在145 cm。

很多家长会悔恨地说"我最大的遗憾就是不了解矮小症的科学知识，使孩子错过了最佳治疗时期……"，已经错过了治疗机会的孩子最常说的就是"如果还能长高10 cm，我愿意付出一切……""我多想体验一下长高到底是一种什么感觉……"。作为一位与孩子和家长打交道30多年的儿科医师，我在门诊看病中碰到过太多这样抱憾终身的故事。

很多孩子的身高在3～4岁甚至更早时就和同龄儿童有明显差距，但一直被认为是营养不良，或者家长抱着期待"晚长"等侥幸心理，直到孩子因骨骺线闭合而错过了最佳治疗期才后悔。

根据抽样调查，我国儿童矮小症发病率约为 3%，全国有约 800 万矮小症人群，但真正得到专业治疗的不足 3 万人。据统计只有 20% 的家长经常关注孩子身高并进行身高测量和记录；75% 以上的家长无法说出目前孩子的准确身高；80% 以上的家长无法提供孩子 1 年前的身高；97% 的家长不知道孩子生长发育的基本规律；60% 的家长不知道孩子的体检结果或把体检不当回事；30% 的家长在孩子生长迟缓时盲目乐观，固守"晚长"观念；65% 的家长在孩子身高偏矮时考虑使用增高保健品等，甚至盲目进补。

　　触目惊心的一个个悲戚的故事，使人痛心之至、感叹不已。

　　上述惨痛病例的发生源自生长发育医学知识没有得到广泛普及，大众在这方面知识匮乏，大量患者延误了最佳治疗时机，造成了升学、就业、择偶及心理等方面的终身遗憾。科学知识的普及与科学技术的创新同等重要，医学科学知识的普及是我们每一位医务工作者义不容辞的责任和义务。

　　我迫切地希望能够通过自己和同样关心孩子们健康成长的同道们一起运用自己掌握的医学专业知识，将科学的"长高"知识传播出去，消除公众疑虑。使孩子们长得更高大、更阳光、更健康，让更多的孩子和家庭更加幸福，平生不留遗憾！

目　录

第一章

长高的秘密

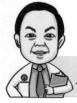

人的身高有标准吗？

人的身高并没有绝对的标准，但存在相对的标准。医学上将相似生活环境下，同种族、同性别、同年龄的个体身高低于正常人群平均身高2个标准差(-2SD)或第3百分位数(-1.88SD)称为矮小症。

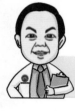

儿童身高增长有规律吗？

儿童的身高增长是有规律的，年龄越小增长越快，在婴儿期和青春期增长最快。刚出生的宝宝身长平均为 50 cm，之后的 3 个月身长增长为 11 ～ 13 cm，1 岁时的身长约为 75 cm；第 2 年身长增长速度较第 1 年有所减慢，为 10 ～ 12 cm，2 岁时的身长约为 87 cm；2 岁以后身高每年会增长 5 ～ 7 cm。如果儿童 2 岁以后每年身高增长低于 5 cm，则为生长速度下降。如表 1-1、表 1-2 所示。

表 1–1 0～18 岁儿童青少年身高、体重标准差单位数值表（女）

年龄	-3SD 身高(cm) / 体重(kg)	-2SD 身高(cm) / 体重(kg)	-1SD 身高(cm) / 体重(kg)	中位数 身高(cm) / 体重(kg)	+1SD 身高(cm) / 体重(kg)	+2SD 身高(cm) / 体重(kg)	+3SD 身高(cm) / 体重(kg)
出生	44.7 / 2.26	46.4 / 2.54	48.0 / 2.85	49.7 / 3.21	51.4 / 3.63	53.2 / 4.10	55.0 / 4.65
2月	51.1 / 3.72	53.2 / 4.15	55.3 / 4.65	57.4 / 5.21	59.6 / 5.86	61.8 / 6.60	64.1 / 7.46
4月	56.7 / 4.93	58.8 / 5.48	61.0 / 6.11	63.1 / 6.83	65.4 / 7.65	67.7 / 8.59	70.0 / 9.66
6月	60.1 / 5.64	62.3 / 6.26	64.5 / 6.96	66.8 / 7.77	69.1 / 8.68	71.5 / 9.73	74.0 / 10.93
9月	63.7 / 6.34	66.1 / 7.03	68.5 / 7.81	71.0 / 8.69	73.6 / 9.70	76.2 / 10.86	78.9 / 12.18
12月	67.2 / 6.87	69.7 / 7.61	72.3 / 8.45	75.0 / 9.40	77.7 / 10.48	80.5 / 11.73	83.4 / 13.15
15月	70.2 / 7.34	72.9 / 8.12	75.6 / 9.01	78.5 / 10.02	81.4 / 11.18	84.3 / 12.50	87.4 / 14.02
18月	72.8 / 7.79	75.6 / 8.63	78.5 / 9.57	81.5 / 10.65	84.6 / 11.88	87.7 / 13.29	91.0 / 14.90
21月	75.1 / 8.26	78.1 / 9.15	81.2 / 10.15	84.4 / 11.30	87.7 / 12.61	91.1 / 14.12	94.5 / 15.85
2岁	77.3 / 8.70	80.5 / 9.64	83.8 / 10.70	87.2 / 11.92	90.7 / 13.31	94.3 / 14.92	98.0 / 16.77
2.5岁	81.4 / 9.48	84.8 / 10.52	88.4 / 11.70	92.1 / 13.05	95.9 / 14.60	99.8 / 16.39	103.8 / 18.47
3岁	84.7 / 10.23	88.2 / 11.36	91.8 / 12.65	95.6 / 14.13	99.4 / 15.83	103.4 / 17.81	107.4 / 20.10
3.5岁	88.4 / 10.95	91.9 / 12.16	95.6 / 13.55	99.4 / 15.16	103.3 / 17.01	107.2 / 19.17	111.3 / 21.69
4岁	91.7 / 11.62	95.4 / 12.93	99.2 / 14.44	103.1 / 16.17	107.0 / 18.19	111.1 / 20.54	115.3 / 23.30
4.5岁	94.8 / 12.30	98.7 / 13.71	102.7 / 15.33	106.7 / 17.22	110.9 / 19.42	115.2 / 22.00	119.5 / 25.04
5岁	97.8 / 12.93	101.8 / 14.44	106.0 / 16.20	110.2 / 18.26	114.5 / 20.66	118.9 / 23.50	123.4 / 26.87
5.5岁	100.7 / 13.54	104.9 / 15.18	109.2 / 17.09	113.5 / 19.33	118.0 / 21.98	122.6 / 25.12	127.2 / 28.89
6岁	103.2 / 14.11	107.6 / 15.87	112.0 / 17.94	116.6 / 20.37	121.2 / 23.27	126.0 / 26.74	130.8 / 30.94
6.5岁	105.5 / 14.66	110.1 / 16.55	114.7 / 18.78	119.4 / 21.44	124.3 / 24.61	129.2 / 28.46	134.2 / 33.14
7岁	108.0 / 15.27	112.7 / 17.31	117.6 / 19.74	122.5 / 22.64	127.6 / 26.16	132.7 / 30.45	137.9 / 35.75
7.5岁	110.4 / 15.89	115.4 / 18.10	120.4 / 20.74	125.6 / 23.93	130.8 / 27.83	136.1 / 32.64	141.5 / 38.65
8岁	112.7 / 16.51	117.9 / 18.88	123.1 / 21.75	128.5 / 25.25	133.9 / 29.56	139.3 / 34.94	144.9 / 41.74
8.5岁	115.0 / 17.14	120.3 / 19.71	125.8 / 22.83	131.3 / 26.67	136.9 / 31.45	142.6 / 37.49	148.4 / 45.24
9岁	117.0 / 17.79	122.6 / 20.56	128.3 / 23.96	134.1 / 28.28	139.9 / 33.51	145.8 / 40.32	151.8 / 49.19
9.5岁	119.1 / 18.49	125.0 / 21.49	131.0 / 25.21	137.0 / 29.87	143.1 / 35.82	149.2 / 43.54	155.4 / 53.77
10岁	121.5 / 19.29	127.6 / 22.54	133.8 / 26.60	140.1 / 31.76	146.4 / 38.41	152.8 / 47.15	159.2 / 58.92
10.5岁	123.9 / 20.23	130.3 / 23.74	136.8 / 28.16	143.3 / 33.80	149.8 / 41.15	156.3 / 50.92	163.0 / 64.24
11岁	126.9 / 21.46	133.4 / 25.23	140.0 / 29.99	146.6 / 36.10	153.3 / 44.09	160.0 / 54.78	166.7 / 69.27
11.5岁	129.9 / 22.89	136.5 / 26.89	143.1 / 31.93	149.7 / 38.40	156.3 / 46.87	162.9 / 58.21	169.6 / 72.80
12岁	133.0 / 24.58	139.5 / 28.77	145.9 / 34.04	152.4 / 40.77	158.8 / 49.54	165.3 / 61.22	171.8 / 75.32
12.5岁	135.9 / 26.32	142.1 / 30.64	148.4 / 36.04	154.6 / 42.89	160.8 / 51.75	167.1 / 63.44	173.3 / 77.05
13岁	138.2 / 28.11	144.2 / 32.50	150.3 / 37.94	156.3 / 44.79	162.3 / 53.55	168.3 / 64.99	174.3 / 78.17
13.5岁	140.1 / 29.81	146.0 / 34.23	151.8 / 39.66	157.6 / 46.42	163.4 / 54.99	169.2 / 66.03	175.0 / 78.87
14岁	141.5 / 31.38	147.2 / 35.80	152.9 / 41.18	158.6 / 47.83	164.3 / 56.16	169.9 / 66.77	175.5 / 79.27
14.5岁	142.6 / 32.73	148.2 / 37.13	153.8 / 42.45	159.4 / 48.97	164.9 / 57.06	170.4 / 67.28	175.9 / 79.48
15岁	143.3 / 33.78	148.8 / 38.16	154.3 / 43.42	159.9 / 49.82	165.3 / 57.72	170.8 / 67.61	176.2 / 79.60
15.5岁	143.7 / 34.59	149.2 / 38.94	154.7 / 44.15	160.1 / 50.45	165.6 / 58.19	171.1 / 67.82	176.4 / 79.68
16岁	143.7 / 35.06	149.2 / 39.39	154.7 / 44.56	160.1 / 50.81	165.5 / 58.45	171.0 / 67.93	176.4 / 79.77
16.5岁	143.8 / 35.40	149.3 / 39.72	154.7 / 44.87	160.2 / 51.07	165.6 / 58.64	171.0 / 68.00	176.4 / 79.86
17岁	144.0 / 35.57	149.5 / 39.88	154.9 / 45.01	160.3 / 51.20	165.7 / 58.73	171.0 / 68.04	176.5 / 79.95
18岁	144.4 / 35.85	149.8 / 40.15	155.2 / 45.26	160.6 / 51.41	165.9 / 58.88	171.3 / 68.10	176.6 / 79.90

注：①根据 2005 年九省 / 市儿童体格发育调查数据研究制定　参考文献：中华儿科杂志，2009 年 7 期
　　②3 岁以前为身长

表1-2 0～18岁儿童青少年身高、体重标准差单位数值表（男）

年龄	-3SD 身高(cm)	体重(kg)	-2SD 身高(cm)	体重(kg)	-1SD 身高(cm)	体重(kg)	中位数 身高(cm)	体重(kg)	+1SD 身高(cm)	体重(kg)	+2SD 身高(cm)	体重(kg)	+3SD 身高(cm)	体重(kg)
出生	45.2	2.26	46.9	2.58	48.6	2.93	50.4	3.32	52.2	3.73	54.0	4.18	55.8	4.66
2月	52.2	3.94	54.3	4.47	56.5	5.05	58.7	5.68	61.0	6.38	63.3	7.14	65.7	7.97
4月	57.9	5.25	60.1	5.91	62.3	6.64	64.6	7.45	66.9	8.34	69.3	9.32	71.7	10.39
6月	61.4	5.97	63.7	6.70	66.0	7.51	68.4	8.41	70.8	9.41	73.3	10.50	75.8	11.72
9月	65.2	6.67	67.6	7.46	70.1	8.35	72.6	9.33	75.2	10.42	77.8	11.64	80.5	12.99
12月	68.6	7.21	71.2	8.06	73.8	9.00	76.5	10.05	79.3	11.23	82.1	12.54	85.0	14.00
15月	71.2	7.68	74.0	8.57	76.9	9.57	79.8	10.68	82.8	11.93	85.8	13.32	88.9	14.88
18月	73.6	8.13	76.6	9.07	79.6	10.12	82.7	11.29	85.8	12.61	89.1	14.09	92.4	15.75
21月	76.0	8.61	79.1	9.59	82.3	10.69	85.6	11.93	89.0	13.33	92.4	14.90	95.9	16.66
2岁	78.3	9.06	81.6	10.09	85.1	11.24	88.5	12.54	92.1	14.01	95.8	15.67	99.5	17.54
2.5岁	82.4	9.86	85.9	10.97	89.6	12.23	93.3	13.64	97.1	15.24	101.0	17.06	105.0	19.13
3岁	85.6	10.61	89.3	11.79	93.0	13.13	96.8	14.65	100.7	16.39	104.6	18.37	108.7	20.64
3.5岁	89.3	11.31	93.0	12.57	96.7	14.00	100.6	15.63	104.5	17.50	108.6	19.65	112.7	22.13
4岁	92.5	12.01	96.3	13.35	100.2	14.88	104.1	16.64	108.2	18.67	112.3	21.01	116.5	23.73
4.5岁	95.6	12.74	99.5	14.18	103.6	15.84	107.7	17.75	111.9	19.98	116.2	22.57	120.6	25.61
5岁	98.7	13.50	102.8	15.06	107.0	16.87	111.3	18.98	115.7	21.46	120.1	24.38	124.7	27.85
5.5岁	101.6	14.18	105.9	15.87	110.1	17.85	114.7	20.18	119.2	22.94	123.8	26.24	128.6	30.22
6岁	104.1	14.74	108.6	16.56	113.1	18.71	117.7	21.26	122.4	24.32	127.2	28.03	132.1	32.57
6.5岁	106.5	15.30	111.1	17.27	115.8	19.62	120.7	22.45	125.6	25.89	130.5	30.13	135.6	35.41
7岁	109.2	16.01	114.0	18.20	119.0	20.83	124.0	24.06	129.1	28.05	134.3	33.08	139.6	39.50
7.5岁	111.8	16.70	116.9	19.11	121.9	22.06	127.1	25.72	132.4	30.33	137.8	36.24	143.4	43.99
8岁	114.1	17.33	119.3	19.97	124.6	23.23	130.0	27.33	135.5	32.57	141.1	39.41	146.8	48.57
8.5岁	116.2	17.93	121.6	20.79	127.1	24.37	132.7	28.91	138.4	34.78	144.2	42.54	150.1	53.08
9岁	118.3	18.53	123.9	21.62	129.6	25.50	135.4	30.46	141.2	36.92	147.2	45.52	153.3	57.30
9.5岁	120.3	19.17	126.0	22.50	131.9	26.70	137.9	32.09	144.0	39.12	150.1	48.51	156.4	61.37
10岁	122.0	19.81	127.9	23.40	134.0	27.93	140.2	33.74	146.4	41.31	152.7	51.38	159.2	65.08
10.5岁	123.8	20.55	130.0	24.43	136.3	29.33	142.6	35.58	149.1	43.69	155.7	54.37	162.3	68.71
11岁	125.7	21.41	132.1	25.64	138.7	30.95	145.3	37.69	152.1	46.33	158.9	57.58	165.8	72.39
11.5岁	127.7	22.35	134.5	26.96	141.4	32.73	148.4	39.98	155.4	49.19	162.6	60.96	169.9	76.17
12岁	130.0	23.37	137.2	28.41	144.6	34.67	151.9	42.49	159.4	52.31	166.9	64.68	174.5	80.35
12.5岁	132.6	24.55	140.2	30.01	147.9	36.76	155.6	45.13	163.3	55.54	171.1	68.51	178.9	84.72
13岁	136.3	26.21	144.0	32.04	151.8	39.22	159.5	48.08	167.3	59.04	175.1	72.60	183.0	89.42
13.5岁	140.3	28.16	147.9	34.22	155.4	41.67	163.0	50.85	170.5	62.16	178.1	76.16	185.7	93.50
14岁	144.3	30.40	151.5	36.54	158.7	44.08	165.9	53.37	173.1	64.84	180.2	79.07	187.4	96.90
14.5岁	147.6	32.59	154.5	38.71	161.3	46.20	168.2	55.43	175.0	66.86	181.8	81.11	188.5	99.00
15岁	150.1	34.59	156.7	40.63	163.3	48.80	169.8	57.08	176.3	68.35	182.8	82.45	189.3	100.29
15.5岁	151.9	36.33	158.3	42.26	164.7	49.49	171.0	58.39	177.3	69.44	183.6	83.32	189.8	100.96
16岁	152.9	37.67	159.1	43.51	165.4	50.62	171.6	59.35	177.8	70.20	184.0	83.85	190.1	101.25
16.5岁	153.5	38.77	159.7	44.54	165.9	51.53	172.1	60.12	178.2	70.79	184.3	84.21	190.3	101.36
17岁	154.0	39.58	160.1	45.28	166.3	52.20	172.3	60.68	178.4	71.20	184.5	84.45	190.5	101.39
18岁	154.4	40.65	160.5	46.27	166.6	53.08	172.7	61.40	178.7	71.73	184.7	84.72	190.6	101.36

注：①根据2005年九省/市儿童体格发育调查数据研究制定　参考文献：中华儿科杂志，2009年7期
　　②3岁以前为身长

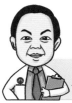

儿童长高有哪几个关键期？

1. 一天一个样的婴幼儿期

这个阶段的生长极其迅速，是人一生中生长最快的时期。出生后第 1 年生长可达 25 cm 左右，第 2 年能长 10 ～ 12 cm，第 3 年平均还能长 8 cm 左右。这 3 年就可以增高约 45 cm。

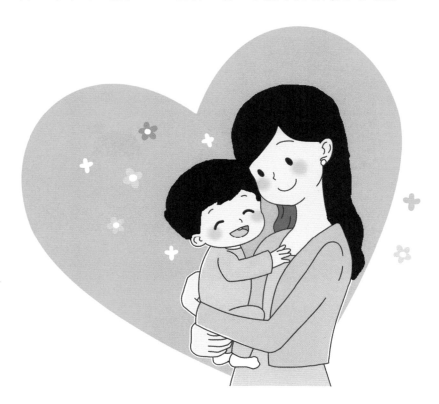

2. 平稳增长的儿童期

从 3 岁直至青春期开始前（女孩约 10 岁，男孩约 12 岁），每年增长 5 ～ 7 cm。

3. 终点前冲刺的青春期

受性激素等的影响，体格生长在青春期出现第二个生长高峰。此期间男孩身高平均每年增长 9 ～ 10 cm，女孩身高平均每年增长 8 ～ 9 cm。一般情况下，男孩骨龄 15 岁、女孩骨龄 13 岁时，身高可达终身高的 95%。

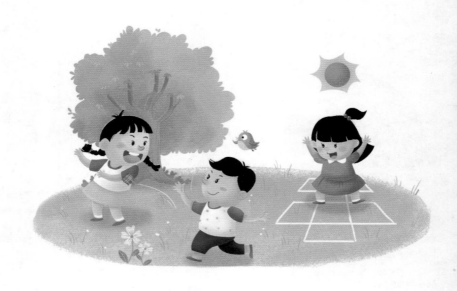

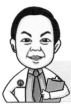

如何预测孩子终身高？

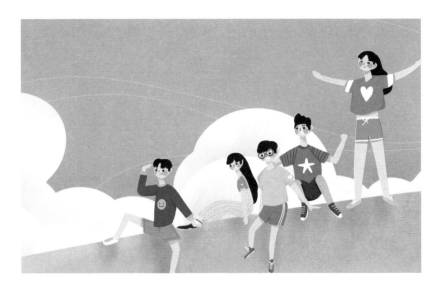

　　孩子的身高与父母的遗传密切相关，以下为简易的遗传身高公式：

　　男孩遗传身高＝（父亲身高＋母亲身高＋13cm）/2±5 cm

　　女孩遗传身高＝（父亲身高＋母亲身高－13cm）/2±5 cm

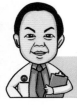

目前中国儿童身高现状如何？

目前中国儿童身高现状可见中国儿童生长发育曲线图（图1-1、图1-2）。

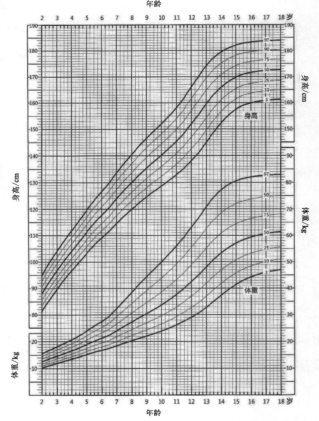

图1-1 中国2～18岁男童身高、体重百分位曲线图

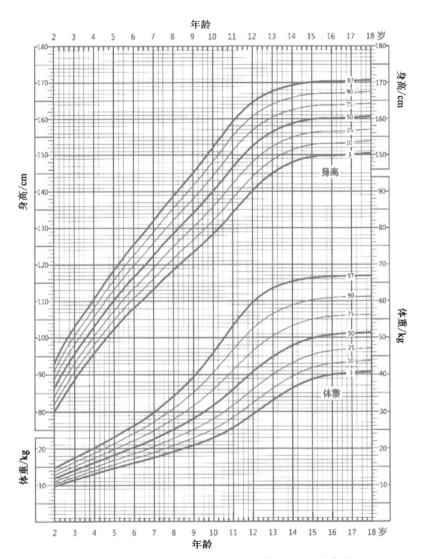

图 1-2　中国 2 ～ 18 岁女童身高、体重百分位曲线图

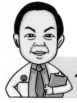

什么是骨龄？

　　随着年龄的增加，长骨干骺端骨化中心按一定顺序及骨解剖部位有规律地出现。骨化中心的出现可反映长骨的生长发育成熟程度。用 X 线检查测定不同年龄儿童长骨干骺端骨化中心的出现时间、数目、形态的变化，并将其标准化，即为骨龄。

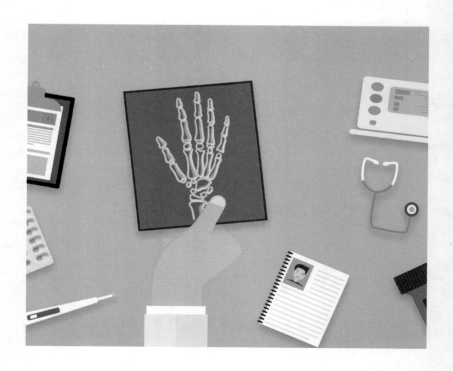

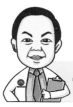

骨龄与年龄有什么区别？

骨龄是以骨骼的发育变化测定的体格发育年龄，其进展可以利用 X 线成像从形态上加以辨别，可以人为地进行量化处理。年龄是人生长发育所经历的时间。同年龄的儿童，发育程度可不一致；同发育程度的儿童，年龄可不一致。骨龄与年龄之间的关系可用骨龄差来表明。骨龄差为年龄与骨龄差值，是两者相减的具体岁数。如果骨龄差为正数，代表骨龄落后于年龄；若骨龄差为负数，则代表骨龄提前于年龄。通常 ±2 岁为骨龄差的正常范围，其中骨龄差 ±1 岁为正常。骨龄大于年龄 1 岁但不超出 2 岁为偏

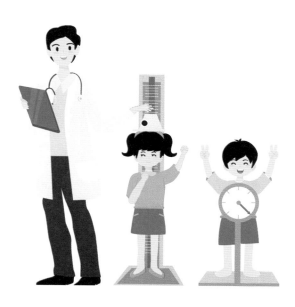

早；骨龄小于年龄 1 岁但不超出 2 岁为偏晚。如果骨龄落后年龄 2 岁以上则认为骨龄异常落后；若骨龄提前于年龄 2 岁以上，则认为骨龄异常提前。

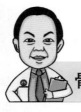

骨龄与年龄有什么关系？

骨龄测试就是通过专业的骨龄排查系统及骨龄专家的计算，来看骨骺与骨干的融合情况，以此判断孩子的生长空间，并预测成年期的终身高，或者发育是不是异常，是否需要干预。

对于正常发育的女孩来说，骨龄超过 15 周岁，身高增长的完成一般会超过 98%，到 16 周岁骨骺线基本闭合，骨骼就停止生长了。

对于正常发育的男孩来说，骨龄到 16 周岁，身高增长基本完成 98%，到 18 周岁骨骺线基本闭合。骨龄是反映人体骨骼成熟度最有用的指标。

骨龄相对于实际年龄的提前或落后，能决定儿童的生长类型，与成年时身高、女孩月经初潮、体型等均有重要关系。

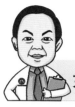

如何准确测量身高？

3 岁以下：仰卧位身长。

3 岁以上：立位身高（脱鞋摘帽，立正姿势，背靠身高尺柱，脚后跟、臀部、双肩接触身高尺柱，眼平视，手下垂，头板轻轻滑下，接触头顶时读数）。

注意减少误差：同一时间、同一测量仪器、同一测量人。

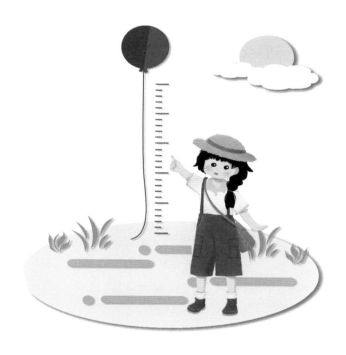

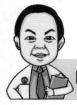

哪些指标常用于定期监测孩子身高？

须定期监测孩子身高（站立时从脚底到头顶的总长度）及坐高（端坐时从坐位到头顶的高度）。3 岁至青春期儿童每年身高增长小于 5cm，青春期儿童每年身高增长小于 6cm，即生长速度较慢，需引起重视。

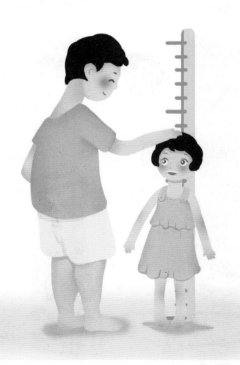

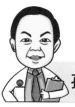

孩子一般几岁停止长高？

一般来说，正常发育的孩子，女孩 15 岁、男孩 16 岁左右，骨骺线就已经接近或达到闭合状态，身高也就失去了线性增长的空间，基本停止长高。但是针对部分性早熟的孩子，可能不到 15、16 岁就已经停止长高了，而青春期延迟的孩子，由于青春期启动较晚，停止生长的时间也会延迟。总之，孩子是否停止生长是看骨龄的大小而非年龄的大小，当骨龄达 16 岁的时候，骨骺线已经基本闭合，孩子也就会停止长高。

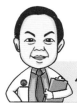

什么是生长激素？

生长激素 (GH) 是由腺垂体嗜酸细胞合成和分泌的，由 191 个氨基酸组成的单链多肽。生长激素的释放受下丘脑分泌的两种神经激素，即生长激素释放激素 (GHRH) 和生长激素释放抑制激素 (somatostatin，SRIH 或 GHH) 的调节。GH 的自然分泌呈脉冲式，每 2～3 小时出现一个峰值，夜间入睡后分泌量增高。

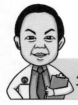

生长激素的生理作用有哪些?

GH 的基本功能是促进生长,同时也是体内多种物质代谢的重要调节因子。其主要生物效应如下:

1. 促生长效应

促进人体各种组织细胞增大和增殖,使骨骼、肌肉和各系统器官生长发育,骨骼的增长即可使身体长高。

2. 促代谢效应

GH 促生长作用的基础是促进合成代谢。GH 可促进蛋白质的合成和氨基酸的转运和摄取;促进肝糖原分解,减少对葡萄糖的利用,降低细胞对胰岛素的敏感性,使血糖升高,促进脂肪组织分解和游离脂肪酸的氧化生酮过程;促进骨骺软骨细胞增殖并合成含有胶原和硫酸黏多糖的基质。

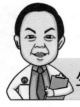

生长激素是如何促进生长的?

生长激素由脑垂体前叶分泌,通过刺激肝脏等组织产生胰岛素样生长因子 1（IGF-1）发挥其生理功能，再促进骨骺端软骨细胞分化、增殖，刺激软骨基质细胞生长，从而实现长骨的线性生长。

生长激素长高小故事：在小朋友想长高时，我就开始了一场接力赛，我先去肝脏里面找一个叫胰岛素样生长因子 1 的好朋友，告诉他小朋友要长个子了，你赶快去告诉骨头，然后好朋友胰岛素样生长因子 1 来到骨骺端的软骨细胞这里，告诉软骨细胞你要多生产些，还要变更大。这样小朋友的骨头就生长了，早上醒来就发现长高了。

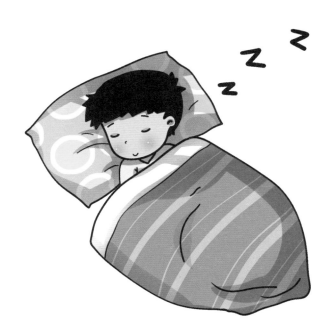

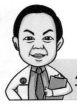

生长激素是如何分泌与调节的？

人的脑袋里有一个小小的组织叫作垂体，它产生了生长激素，并以脉冲的形式分泌出来促进儿童长高，在小朋友们晚上入睡后的分泌量会增加（图1-3）。人体的大脑分泌一种物质告诉下丘脑垂体需要工作了，于是下丘脑分泌GHRH唤醒了垂体，让它分泌生长激素，当人体内的生长激素分泌增多时便刺激了肝脏细胞释放IGF-1，告诉下丘脑垂体可以休息了，于是下丘脑就释放了生长抑素抑制垂体分泌生长激素。

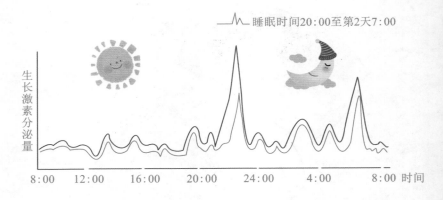

图 1-3　生长激素 24 h 分泌情况

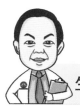

生长激素药品的主要用途是什么？

儿科领域：用于内源性生长激素缺乏所引起的儿童生长缓慢。

烧伤领域：促进蛋白合成，加速创面愈合。

生殖领域：女性——参与卵泡发育，改善卵泡质量，从而提高受孕率；男性——用于少精弱精患者，提高精子活力，从而提高受孕率。

抗衰老领域：激活或唤醒沉睡细胞，让其正常工作，促进代谢，达到抗衰老的作用。

其他：增强神经系统功能、心功能、免疫功能等。

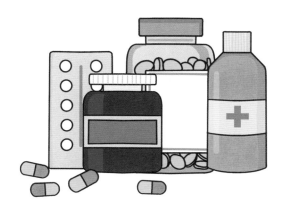

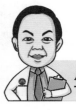

生长激素药品的适应证有哪些？

生长激素是美国食品药品监督管理局（FDA）和国家食品药品监督管理局（CFDA）批准治疗矮小儿童的唯一有效药品。生长激素可明显促进矮小孩子的身高增长，并改善其全身各器官组织的生长发育。

目前美国 FDA 批准的重组人生长激素（rhGH）适应证如表 1-3 所示。

表 1–3 FDA 批准的 rhGH 适应证

批准时间	适应证
1985 年	生长激素缺乏症（GHD）
1993 年	慢性肾功能不全
1996 年	HIV 感染相关性衰竭综合征
1996 年	特纳综合征
1997 年	成人 GHD 替代治疗
2000 年	普拉德 – 威利综合征（PWS）
2001 年	小于胎龄儿（SGA）
2003 年	特发性矮小（ISS）
2003 年	短肠综合征
2006 年	SHOX 基因缺少但不伴 GHD 患儿

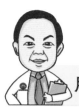

用生长激素治疗安全吗?

生长激素临床应用至今已有 30 余年，通过多个大规模数据统计证实，重组人生长激素目前还是非常安全的。目前用生长激素治疗的不良反应主要是短期一过性的，主要有如下几种：

1.头痛

通常是良性的，在停药后可明显缓解，且头痛缓解后可继续用药。

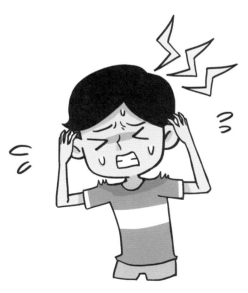

2. 血糖异常

接受生长激素治疗的患儿可能发生血糖异常或空腹胰岛素升高（包括胰岛素抵抗和葡萄糖耐受不良疾病），但临床意义似乎很小，而且通常是一过性的，短期内即可恢复正常。

3. 甲状腺功能减退

生长激素有可能引起 T_4 向 T_3 转化，所以早期有可能出现血液中 T_4 含量轻度下降，因此在使用生长激素治疗的过程中会定期监测甲状腺功能。

4. 关节水肿、疼痛

在儿童接受生长激素治疗过程中非常少见。通常在治疗开始后不久即出现，其中一些可能由水钠潴留引起。

5. 其他罕见不良反应

如特发性颅内压增高、眼内压升高、股骨头骨骺滑脱和已存在的脊柱侧凸恶化的风险似乎略微增加。这些是否是生长激素本身真正的副作用或其中一些是否与生长激素诱导的快速生长有关，目前仍不清楚。

第二章

常见影响身高的疾病

一、导致孩子矮小的常见疾病

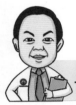

导致孩子矮小的常见疾病有哪些？

几乎所有疾病都可能影响身高，首先生病的时候食欲不好，会影响营养吸收，还会产生消耗，所以消耗得多、吸收得少，孩子自然长不高。

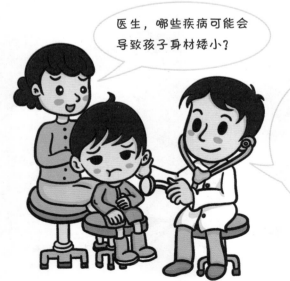

医生，哪些疾病可能会导致孩子身材矮小？

影响孩子身高的疾病主要分为两大块：
1. 内分泌疾病
2. 非内分泌疾病

那么影响身高的疾病有哪些呢？我们可以分为两大块：内分泌疾病和非内分泌疾病。

1. 内分泌疾病

甲状腺功能减退（简称甲减）：生长障碍是儿童期甲状腺功能减退的一个公认后果，并可能为该病的起病特征。甲减的儿童通常还伴有骨龄落后，但是在后期，甲减也可导致性早熟，引起身材矮小。

生长激素缺乏症：主要是各种原因导致的垂体分泌生长激素不足所引起，生长激素缺乏的儿童在生长激素补充治疗期间可出现迅猛的追赶生长。

维生素 D 缺乏症：任何与维生素 D 缺乏或作用降低有关的疾病都可导致低磷血症和佝偻病，佝偻病的特征为骨骺发

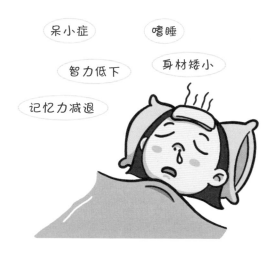

呆小症　　嗜睡　　智力低下　　身材矮小　　记忆力减退

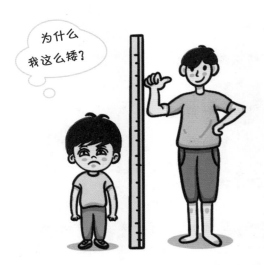

育异常、四肢弯曲和生长减慢。但没有佝偻病表现的维生素D缺乏症似乎不会影响身高生长，所以不需要全民盲目补充维生素D。

性早熟：表现为骨骺发育加速，可造成患儿在儿童期生长迅速，但骨龄增加更快（比如1年的实际时间骨龄增长了2～3岁）。因此，虽然在儿童期身高高于同龄的小朋友，但因为骨骺线提前闭合，会导致身高过早终止，最终身高比同龄小朋友矮很多。

库欣综合征：由糖皮质激素过量导致，表现为体重增加合并身高增长缓慢，主要症状还包括向心性肥胖、肩胛上脂肪垫增厚（"水牛背"）、腹部紫纹（类似妊娠纹）、多毛、痤疮和神经心理症状。这类疾病原发性的（包括垂体肿瘤、

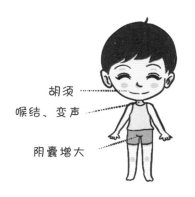

胡须

喉结、变声

阴囊增大

男孩在 9 岁以前发育

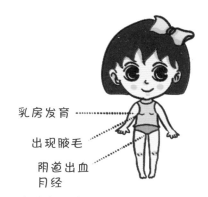

乳房发育

出现腋毛

阴道出血
月经

女孩在 8 岁以前出现内外生殖
器官快速发育及第二性征呈现

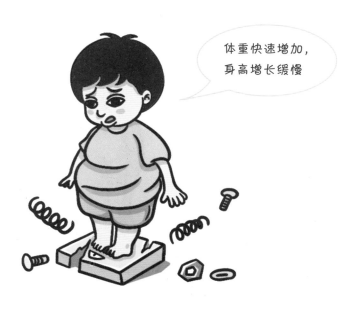

体重快速增加，
身高增长缓慢

肾上腺肿瘤等）比较少，多为继发性的，常见于某些疾病长期服用糖皮质激素，如治疗哮喘或免疫性疾病长期服用糖皮质激素。

2.非内分泌疾病

营养不良：如食物供应不足（目前比较少见）或因害怕肥胖等原因而刻意限制自己的饮食所致；或者某些疾病会影响食物的摄入或吸收，或增加能量消耗。

胃肠道疾病：由于胃肠道疾病导致营养摄入或吸收不良，所以胃肠道疾病所致身材矮小的儿童，其体重不足往往比身高不足更显著。

风湿性疾病：儿童期风湿性疾病，尤其是全身型幼年特

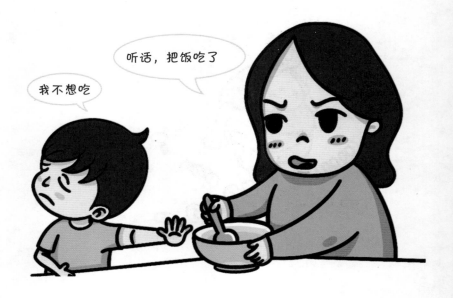

发性关节炎 (juvenile idiopathic arthritis，JIA)，常导致生长发育迟缓。生长障碍或许是与疾病活动度相关的促炎症细胞因子所致，也可能由大剂量糖皮质激素治疗引起。

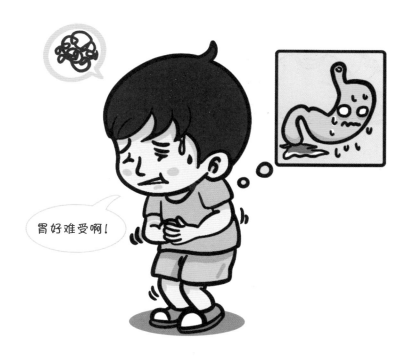

胃好难受啊！

慢性肾脏病：至少 1/3 的慢性肾脏病患儿存在生长障碍。此类患儿出现生长障碍的主要原因是生长激素代谢及其主要调控因子 IGF-1 紊乱。其他原因可能包括代谢性酸中毒、尿毒症、饮食限制造成的营养不良、慢性病性厌食、贫血、钙

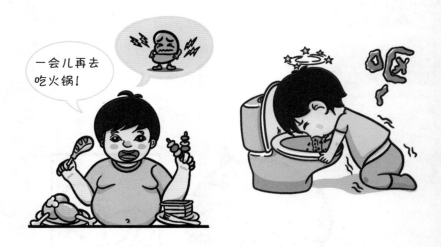

磷失衡、肾性骨营养不良或大剂量糖皮质激素治疗。

代谢性酸中毒：单纯代谢性酸中毒可能损害儿童生长，如肾小管性酸中毒患儿，补碱治疗可能使患儿恢复正常身高。

癌症等恶性疾病：由于食物摄入不足及热量消耗增加，以及放疗和化疗诱发的厌食、恶心和呕吐等导致生长障碍。接受过头颅放疗的儿童因为放疗会损伤下丘脑，导致垂体分泌激素不足，包括生长激素、促性腺激素和促甲状腺激素，最终导致患儿矮小。

心脏病：任何原因所致儿童重度心脏病都常出现生长障碍，主要致病因素是厌食及基础能量需求增加。

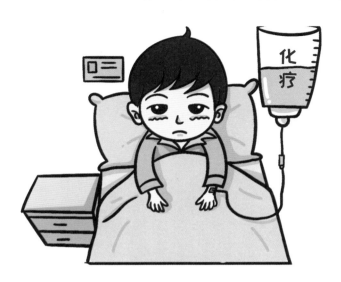

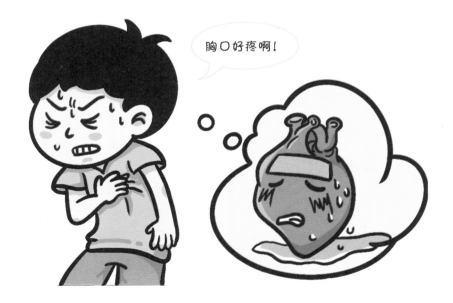

二、生长激素缺乏症

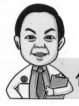

什么是生长激素缺乏症？

生长激素缺乏症是由于垂体前叶合成和分泌生长激素（GH）部分或完全缺乏，或由于 GH 分子结构异常、受体缺陷等因素所致的生长发育障碍性疾病。

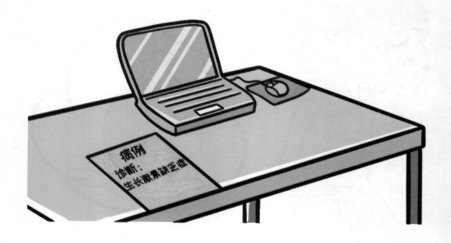

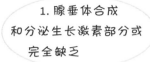

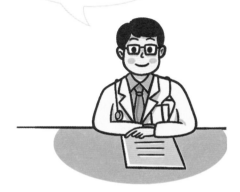

1. 腺垂体合成和分泌生长激素部分或完全缺乏

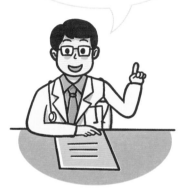

2. GH 分子结构异常等所致生长发育障碍性疾病

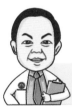

生长激素缺乏症有哪些表现？

（1）身材矮小：身高低于同年龄、同性别、同种族正常儿童平均身高 −2SD 或第 3 百分位数。

（2）长高速度慢：身高年增长率 <5cm 或身高增长率 SDS ＜ −1。

（3）面容幼稚，呈匀称性矮小，身体比例是协调的、匀称的。

（4）自身分泌生长激素值低：在两种生长激素刺激试验中 GH 峰值 <10mg/L。

（5）骨龄发育延迟，一般落后 2 年或以上。

（6）一般没有其他疾病：排除慢性肝肾疾病、甲状腺功能减退等。

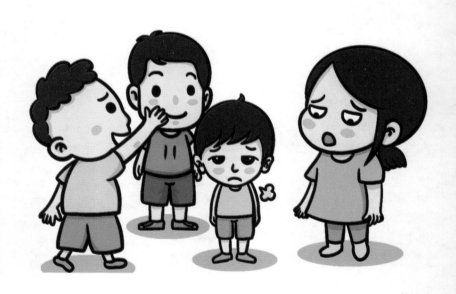

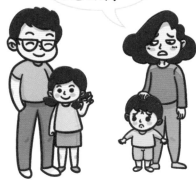

分泌生长激素低

脑垂体

脑垂体中的
"小精灵"

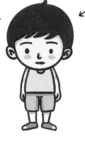

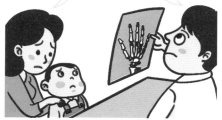

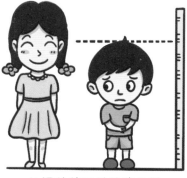

比同龄甚至低龄孩子矮

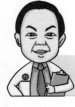

生长激素缺乏症的发病原因有哪些？

根据 GHRH-GH-IGF-1（生长激素释放激素 - 生长激素 - 胰岛素样生长因子 -1）轴功能缺陷，病因可分为原发性或继发性 GHD，单纯性 GHD 或多种垂体激素缺乏。主要病因如下：

1. 原发性 GHD

（1）遗传。包括激素异常或受体异常，也包括与垂体发育有关的基因缺陷。

（2）特发性。下丘脑功能异常，神经递质 - 神经激素信号传导途径存在缺陷。

（3）发育异常。垂体不发育或发育不良，空蝶鞍，视中隔发育异常等。

2. 继发性 GHD

（1）下丘脑肿瘤、垂体或颅内其他肿瘤，如颅咽管瘤、神经纤维瘤、错构瘤等。

（2）放射性损伤，如下丘脑、垂体肿瘤放疗后。

（3）头部创伤、产伤、手术损伤、颅底骨折等。

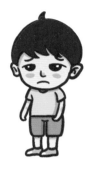
生长发育障碍

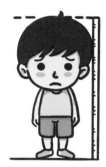
身材矮小

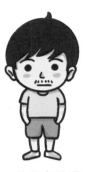
性发育障碍

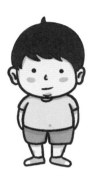
代谢紊乱

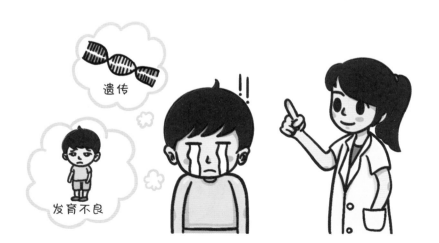
遗传

发育不良

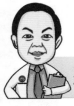

生长激素缺乏症该如何治疗？

生长激素替代治疗：采用重组人生长激素（rhGH）皮下注射，每天 0.1 ～ 0.15 U/kg，睡前使用，一般疗程 2 年以上或者根据靶身高、骨骺线闭合情况决定是否停药。

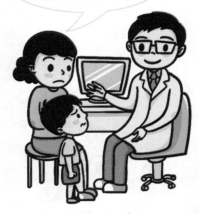

医生，生长激素缺乏症怎么治疗呢？

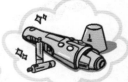

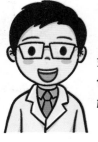

重组人生长激素替代治疗，显著改善成年终身高

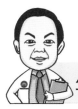

生长激素缺乏症会遗传吗？

　　研究发现遗传性生长激素缺乏症的遗传性病因有 GHN 基因（17q22-q24）缺陷、常染色体隐性位点嵌合突变、GH 不完全缺失、常染色体显性 GH 缺失、x- 连锁 GH 缺失、*Pit-1* 基因突变、常染色体遗传突变引起的 GH 受体或受体后缺陷等，5% 的生长激素缺乏症有遗传倾向。

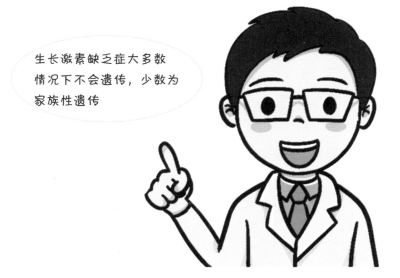

生长激素缺乏症大多数情况下不会遗传，少数为家族性遗传

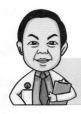

生长激素治疗一般需要多久？如何判断效果？

生长激素的疗程与疾病种类有关，不同的疾病疗程不同。一般来说，开始治疗的年龄越小效果越好，治疗时间越长，成人身高越高。为改善成人身高，建议治疗疗程在 1 年以上。判断生长激素的治疗效果：短期治疗时身高 SDS 的变化；长期治疗评价指标主要是成人身高 SDS 与生长激素开始治疗时身高 SDS 的差值、成人身高与预测身高的差值、成人身高与遗传靶身高的差值。

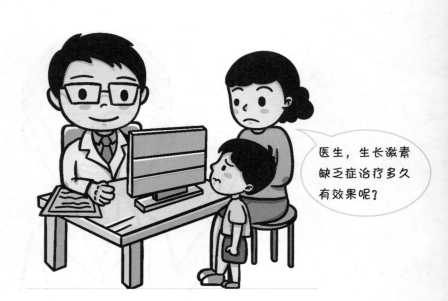

医生，生长激素缺乏症治疗多久有效果呢？

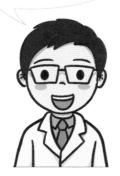

生长激素的疗程与疾病种类有关，不同的疾病疗程不同

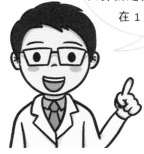

一般来说开始治疗的年龄越小效果越好，治疗时间越长，成人身高越高，建议治疗在 1 年以上

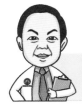

使用生长激素会不会影响孩子自身分泌生长激素?

如建一座房子需要 10 个人，但是只有五六个人干活，建房子的进度就慢，要想在短时间内建得更高，就需要另请四五个帮工帮忙。帮工走了，进度又会慢下来。

一样的道理，正是因为本身不能分泌生长激素或分泌不足，或不能发挥作用，所以才要外源性给予补充，停止治疗后数月可恢复至治疗前分泌水平。孩子将按照原来的生长速度生长，对自身的分泌没有任何影响。

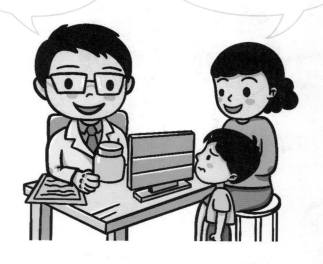

三、特发性矮小

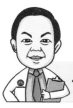

什么是特发性矮小?

特发性矮小 (ISS) 是一种暂时原因未明的矮身材,是一种原因不明的多基因疾病,是无 GH 缺乏和明显进行性病理改变的矮小症。ISS 可能包括 GH 不敏感、正常变异性身材矮小、GH 神经分泌功能紊乱和生长障碍相关基因突变所致的矮小。

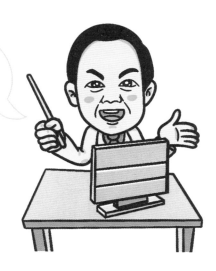

特发性矮小是排除全身性、内分泌、营养性疾病或染色性异常等状况的矮小,具有排他性

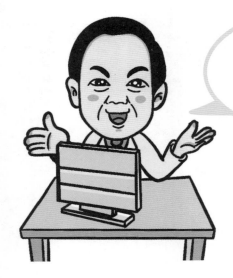

特发性矮小可由多种目前尚不明确的病因引起，占所有身材矮小儿童的 60% ～ 80%

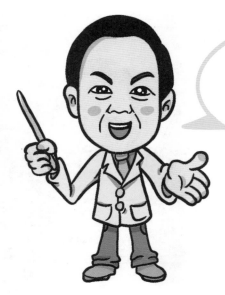

特发性矮小包括体质性生长、青春期延迟及家族性身材矮小

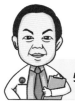

特发性矮小的发病原因有哪些？

特发性矮小（ISS）是一种排他性的疾病，发病病因尚不明确，可能的机制包括以下 2 个方面：一方面是 GH-IGF-1 轴相关基因异常，包括 GHR 基因突变、GHBP 水平低、SHOX 基因缺陷和其他 GH 信号途径遗传缺陷等；另一方面是 GH-IGF-1 轴外异常，如无表征的软骨发育障碍。

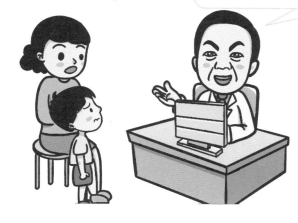

医生，特发性矮小的发病原因有哪些？

可能的发病机制包括以下 2 个方面：一方面是 GH-IGF-1 轴相关基因异常，包括 GHR 基因突变、GHBP 水平低、SHOX 基因缺陷和其他 GH 信号途径遗传缺陷等；另一方面是 GH-IGF-1 轴外异常，如无表征的软骨发育障碍

临床检查：如果一个小朋友怀疑有特发性矮小（ISS）要做哪些检查来确诊呢？

首先要进行骨龄的检测，来初步评估身高，接着要进行血尿常规、肝肾功能、甲状腺功能、血糖和微量元素（血钙、磷和碱性磷酸酶等）的检查，最后要进行 GH 激发试验、IGF-1、IGFBP-3、染色体基因检查，以及头颅 MRI 等相关检查。

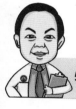

特发性矮小诊断标准是什么？

（1）身高低于同性别、同年龄、同种族儿童 -2SD 以上。

（2）出生时身高、体重正常，身材匀称。

（3）无明显慢性器质性疾病（肝、肾、心、肺和骨骼畸形）。

（4）无心理和严重的情感障碍，摄食正常。

（5）生长速率略慢或正常，一般每年生长 <5 cm。

（6）染色体检查正常。

（7）两项药物生长激素刺激试验 GH 峰值 >10 ng/ml 或 10 mg/L，血清 IGF-1 浓度正常。

（8）骨龄与实际生活年龄相符或轻度延迟。

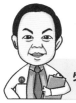

特发性矮小如何治疗？

使用生长激素治疗特发性矮小可以改善患者身高，使他最终达到正常的成年身高，以提高生活质量和社会适应性。

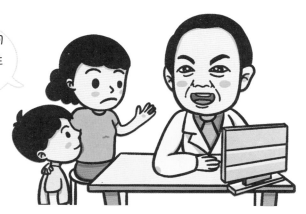

医生，请问如何治疗特发性矮小？

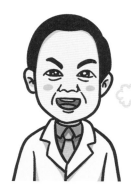

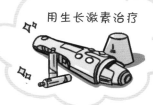

用生长激素治疗

四、家族性矮小

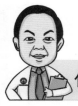

什么是家族性矮小？

家族性矮小亦称遗传性矮小，其诊断标准如下：

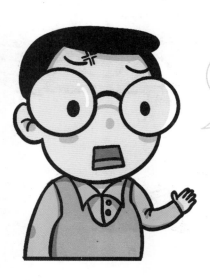

医生，怎样才能诊断家族性矮小？

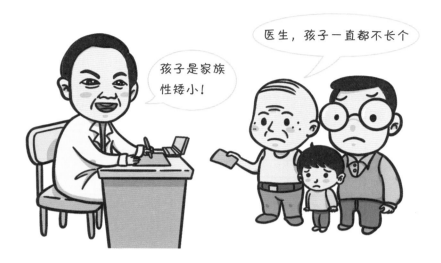

（1）家庭成员中有身材低于第 3 百分位数者。

| 97 |
| 90 |
| 75 |
| 50 |
| 25 |
| 10 |
| 3 | 低于第3百分位数 |

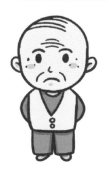
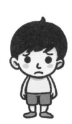

（2）2 ～ 18 岁起至成人期身高始终处于矮小状态，处在自身生长曲线百分位上。

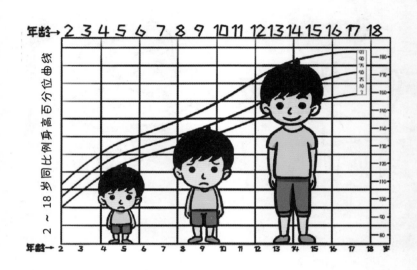

（3）生长速率正常。

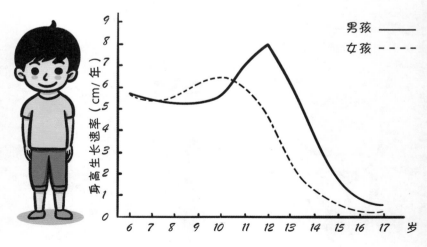

（4）骨龄与生活年龄一致。

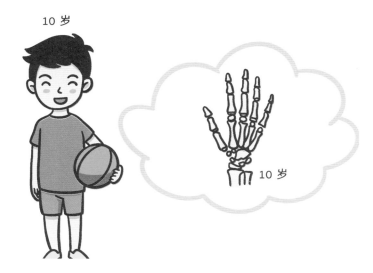

10 岁

10 岁

（5）体态大多匀称，少数有轻度不匀称。

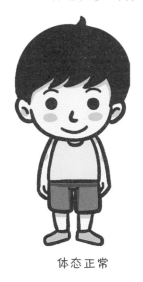

体态正常

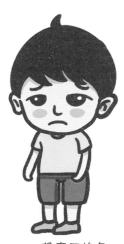

轻度不均匀

（6）X 线片上见管状骨改变，包括第 5 掌骨缩短、第 5 指（趾）骨缩短、手臂和下肢有不成比例缩小。第 1、5 掌骨缩短程度与身材矮小严重程度有关。

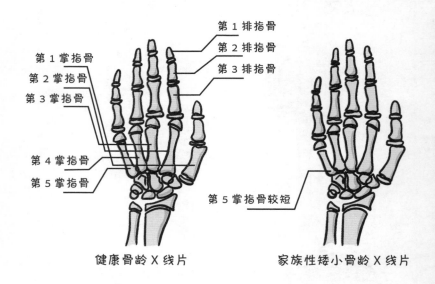

第 1 排指骨
第 2 排指骨
第 3 排指骨

第 1 掌指骨
第 2 掌指骨
第 3 掌指骨

第 4 掌指骨
第 5 掌指骨

第 5 掌指骨较短

健康骨龄 X 线片   家族性矮小骨龄 X 线片

家族性矮小如何治疗?

大多数患者不需要治疗。如果家长和患儿对身材矮小有精神负担和心理压力，可使用 rhGH 治疗。

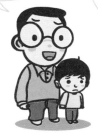

医生，如何治疗家族性矮小？

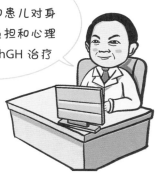

大多数患者不需要治疗，如果家长和患儿对身材矮小有精神负担和心理压力，可用 rhGH 治疗

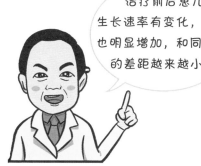

治疗前后患儿的生长速率有变化，身高也明显增加，和同龄人的差距越来越小

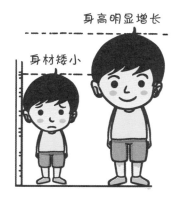

身高明显增长

身材矮小

如孩子个子矮，但不缺生长激素，可以用生长激素长高吗？

答：如 10 个人建一座房子，但是七八个人偷懒、睡觉、不干活。就需要重新请几个帮工，才能加快建房子的进度。家长对孩子的预测终身高有更高要求时，在孩子骨骺线未闭合前，是可以进行生长激素治疗的。

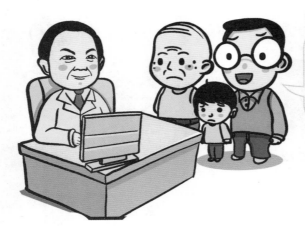

医生，孩子个子矮，但不缺生长激素，可以用生长激素长高吗？

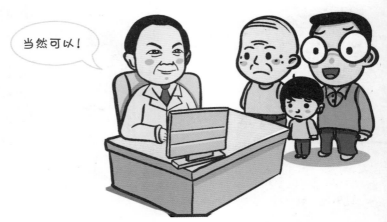

当然可以！

五、特纳综合征

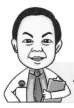

什么是特纳综合征？

特纳综合征，又称先天性卵巢发育不全综合征，英文全称为 Turner syndrome，简称 TS，是最常见的染色体异常疾病之一，也是人类唯一患上后能生存的单体综合征。

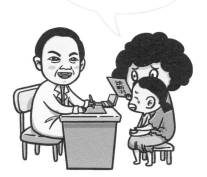

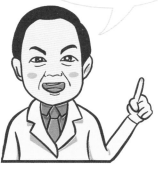

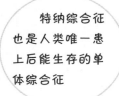

特纳综合征也是人类唯一患上后能生存的单体综合征

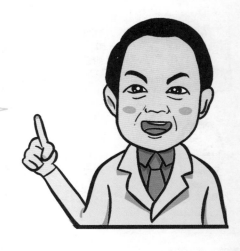

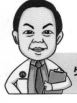

特纳综合征临床表现有哪些?

正常人体的染色体,男性为 46,XY,女性为 46,XX。TS 患者外观表现为女性,但 X 染色体发育异常,约半数表现为 45,XO。因 X 染色体完全或部分丢失,患者卵巢存在发育缺陷,导致成年后外阴幼稚,乳腺及乳头无发育,乳距增宽,无阴毛及腋毛生长,原发性闭经,无生育能力。

大部分 TS 患者身材矮小,母孕期及出生后生长非常缓慢,且无青春期身高骤增现象,未经治疗的终身高一般不超过 150 cm。

患者面、颈、胸和背部皮肤常有黑痣，通贯手掌纹。患者呈特殊面容，常有内眦赘皮和眼距过宽，塌鼻梁，有时耳轮突出，鲨鱼样口，腭弓高尖，下颌小，可伴牙床发育不良。常见颈蹼、颈粗短和后发际低。部分存在智力低下、语言障碍。

部分患者表现为肘外翻、第 4 掌骨短、指（趾）弯曲、股骨和胫骨外生骨疣及指骨发育不良，偶见膝外翻和脊柱侧弯，可合并心血管畸形及泌尿系统畸形。

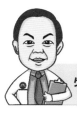

特纳综合征如何检查？

1. 产前诊断

特纳综合征患儿在胎儿期就可以出现形态学改变和解剖结构畸形，因此应用产前超声筛查特纳综合征具有重要意义。

2. 出生后诊断

父母多注意身材矮小、生长缓慢或青春期延迟（14 岁无性征发育或 16 岁无初潮）、低发际、低位耳的女童，及早到医院诊治。大多数儿童期就诊的患儿就诊原因是父母发现身材矮小或生长缓慢。

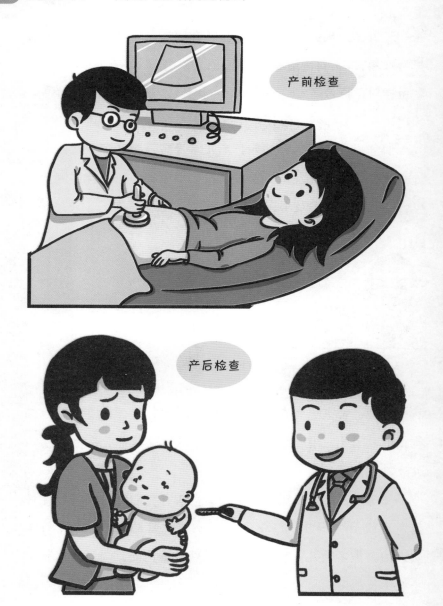

辅助检查如下。

（1）一般检查：肝、肾功能，空腹血糖，血脂。

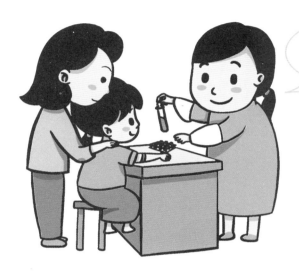

乖，抽点血就好了～

（2）性激素：LH、FSH。

（3）甲状腺自身抗体及甲状腺激素：特纳综合征患者甲状腺自身抗体，如甲状腺过氧化物酶抗体（TPOAb）、甲状腺球蛋白抗体（TgAb）阳性率明显增高。

（4）生长激素。

（5）心血管检查：心脏超声、心脏核磁共振成像（MRI）检查、心电图。

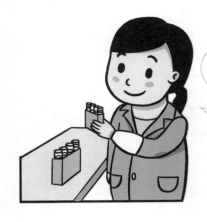

（6）超声检查：双肾B超、子宫及子宫附件B超。

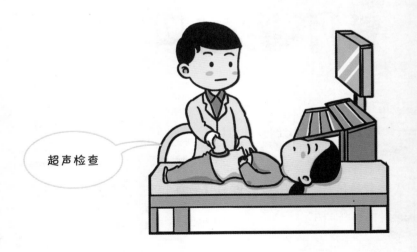

（7）胃肠道检查：＞4岁需筛查消化道人抗组织转谷氨酰胺酶抗体，应每2～5年查1次消化道疾病。

（8）骨密度检查：骨量减少在特纳综合征患者中常见，与雌激素缺乏等因素有关，骨折发生率也明显高于同龄人。

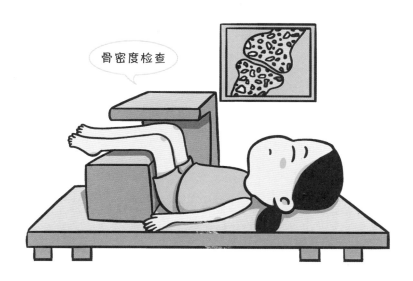

（9）遗传学检查：羊水细胞或外周血淋巴细胞染色体核型分析是诊断的金标准。

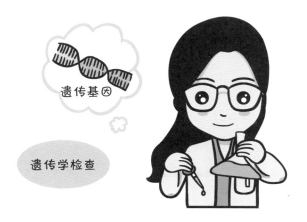

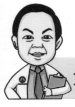

如何治疗特纳综合征？

一旦通过染色体检查确诊后，可以用生长激素促进身高增长直至达到理想身高，在达到青春期发育启动年龄（13岁左右）后，可以进行性激素替代治疗，促进性征发育。

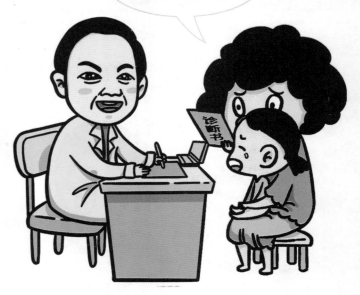

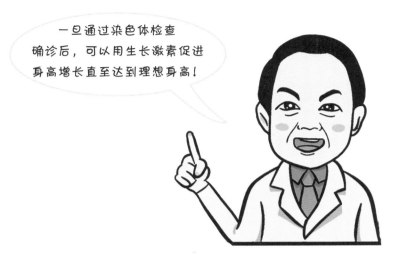

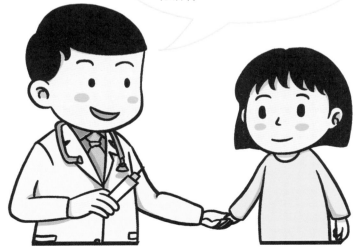

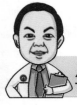

生长激素治疗特纳综合征有哪些好处？

使用生长激素治疗 TS 患者的目的，或者要达到的治疗目标：

（1）尽早获得与年龄匹配的正常身高。

（2）重塑青春期加速生长。

（3）最终达到正常成年身高。

越来越多的临床试验证明了生长激素治疗在更年幼的 TS 患者中更有效和更安全。因此，为了 TS 患者能尽快追赶落后的身高，为了此病患者的身心健康，生长激素治疗刻不容缓。

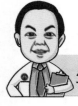

生长激素治疗特纳综合征安全吗？

生长激素治疗特纳综合征目前来看是安全的，尚存在一定不良反应，主要是短期一过性的。

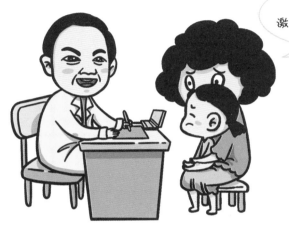

医生，用生长激素治疗安全吗？

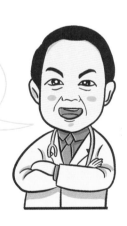

生长激素临床应用至今已有 30 余年，通过多个大规模数据统计证实，重组人生长激素目前还是非常安全的

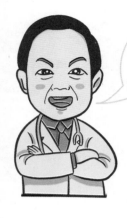

目前发生的生长激素治疗的不良反应主要是短期一过性的

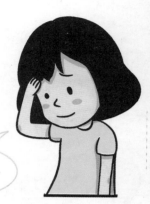

头有点痛～

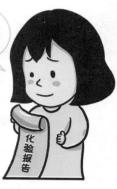

血常规正常

甲状腺功能减退

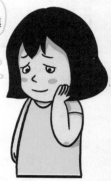

关节轻微水肿、疼痛

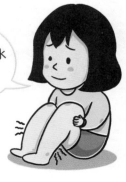

注射生长激素一点都不痛哦

六、普拉德 – 威利综合征

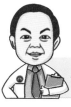

什么是普拉德 – 威利综合征？

普拉德 - 威利综合征（Prader-Willi syndrome，PWS）又称低肌张力 - 低智力 - 性腺发育低下 - 肥胖综合征。患有这种病的人在新生儿期喂养困难、生长缓慢，一般自 2 岁左右开始无节制饮食，因此导致体重持续增加及严重肥胖，需预防因肥胖导致的糖尿病、高血脂、高血压、脊柱侧弯等症状。病因源于第 15 号染色体基因缺陷，患儿拥有正常语言能力，但实际智商低于普通人。普拉德 - 威利综合征无法治愈，所以治疗的主要目的是控制症状。

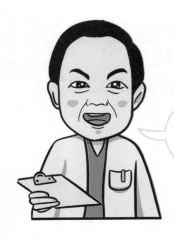

普拉德 - 威利综合征（Prader-Willi syndrome，PWS）又称低肌张力 - 低智力 - 性腺发育低下 - 肥胖综合征

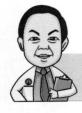

生长激素可以治疗普拉德 - 威利综合征吗？

美国 FDA 于 2002 年批准生长激素可用于普拉德 - 威利综合征的治疗，根据我国共识，若未出现明显禁忌证，宜在患儿2 岁前使用生长激素。一方面，早期使用一定剂量的生长激素，可有利于患儿身高的改善；另一方面，生长激素可改善患儿代谢状况，避免严重肥胖及心血管功能障碍等的发生。

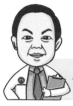

使用生长激素会不会让孩子发胖？

　　我们通常所说的"激素"一般指糖皮质激素，长期使用会使患儿体重增加。但生长激素无论在生理作用方面还是在内分泌、调控方面，都和糖皮质激素截然不同。对于儿童，生长素的作用主要是促进骨骼的线性生长，使身体长高。此外，还可以促进蛋白质合成，加速脂肪分解。在医生指导下使用生长

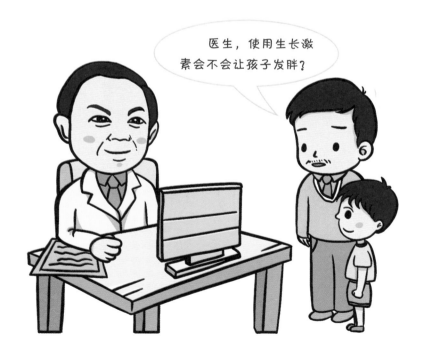

激素进行治疗，是十分安全的。一般情况下，生长激素不会导致孩子肥胖，甚至有减肥作用。如果生长激素治疗期间孩子发胖，常与营养摄入过多或运动过少有关，建议患儿多做纵向的跳跃运动，既有利于控制体重，也对身高的增长有利。

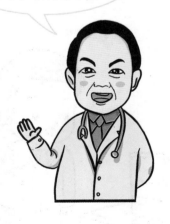

对于儿童，生长激素的作用主要是促进骨骼的线性生长，使身体长高

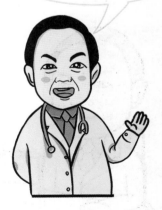

还可以促进蛋白质合成，加速脂肪分解，有可能达到减肥作用，在医生指导下使用生长激素进行治疗，是十分安全的

七、小于胎龄儿

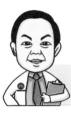

什么是小于胎龄儿？

小于胎龄儿（small for gestational age infant，SGA) 是指出生体重低于同胎龄平均体重的第 10 百分位数或 2SD 的新生儿（表 2-1）。

表 2-1 同胎龄平均体重的第 10 百分位数

孕周（周）	体重（g）	
	男	女
20	270	256
21	328	310
22	388	368
23	446	426
24	504	480
25	570	535
26	644	592

续表

孕周（周）	体重（g）	
	男	女
27	728	662
28	828	760
29	956	889
30	1 117	1 047
31	1 308	1 234
32	1 521	1 447
33	1 751	1 675
34	1 985	1 901
35	2 205	2 109
36	2 407	2 300
37	2 596	2 484
38	2 769	2 657
39	2 908	2 796
40	2 986	2 872
41	3 007	2 891
42	2 998	2 884
43	2 977	2 868
44	2 963	2 853

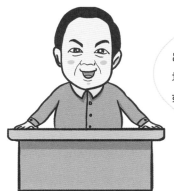

小于胎龄儿是指出生体重低于同胎龄平均体重的第 10 百分位数或 2SD 的新生儿

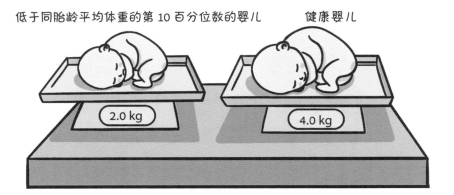

低于同胎龄平均体重的第 10 百分位数的婴儿　　　　健康婴儿

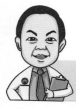

引起小于胎龄儿的原因有哪些?

原因:基因异常(占 5% ~ 20%),宫内感染(占 5% ~ 10%),缺血性胎盘疾病,胎盘和脐带形态异常,妊娠期疾病(如先兆子痫、妊高症、胎盘早剥、慢性肾脏疾病、孕前糖尿病等),孕妇在怀孕期间营养不良、吸收不佳,药物及环境因素等。

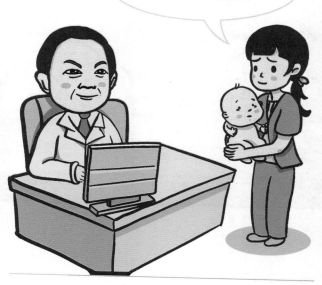

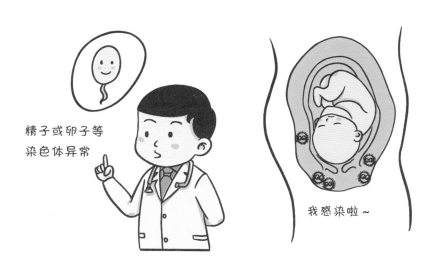

精子或卵子等
染色体异常

我感染啦~

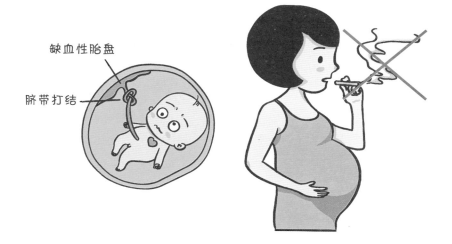

缺血性胎盘

脐带打结

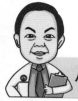

小于胎龄儿如何预防？

　　大约 90% 的足月小于胎龄儿可以通过充分的追赶生长，在 2 岁时身高达到 -2SD（100 个同龄儿童中的倒数 3 位）以上，但有 10% 的患儿仍然会在整个儿童期和青春期都维持身材矮小。

　　为了预防小于胎龄儿身材矮小，我们建议使用生长激素治疗，有证据显示儿童治疗的效果和年龄、遗传身高有关，年龄越小效果越好，遗传身高越矮的儿童治疗效果越明显。

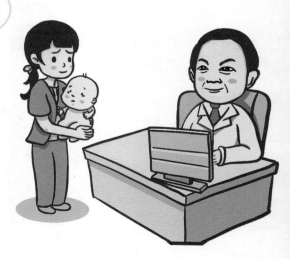

医生，小于胎龄儿如何预防？

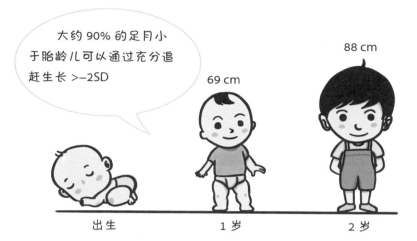

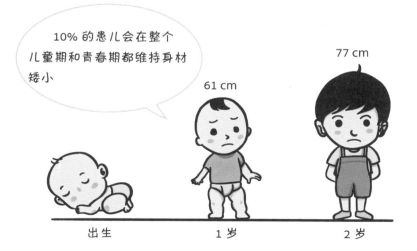

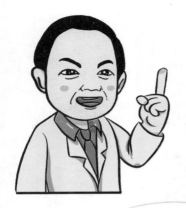

为了预防小于胎龄儿身材矮小，我们建议使用生长激素治疗

有证据显示儿童治疗的效果和年龄、遗传身高有关

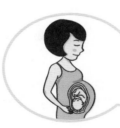

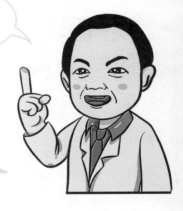

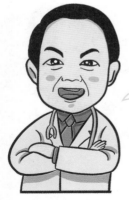

年龄越小效果越好，遗传身高越矮的儿童治疗效果越明显

八、软骨发育不全

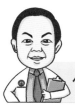

什么是软骨发育不全？

软骨发育不全 (achondroplasia，ACH) 又称胎儿型软骨营养障碍、软骨营养障碍性侏儒等。是一种由于软骨内骨化缺陷的先天性发育异常，主要影响长骨，其特征是患者肢体短小，但躯干和头部发育正常，智力及体力发育良好。软骨发育不全为常染色体显性遗传性疾病，有很大一部分病例为死胎或在新生儿期即死亡，多数患者的父母为正常发育，提示可能是自发性基因突变的结果。

软骨发育不全患儿躯干长度相对正常，而手臂和腿较短。上臂和大腿比前臂和小腿更短。通常，头颅较大、前额突出和塌鼻梁也是特征。有时，大头颅是脑积水的表现，往往需要手术治疗。还有手短、手指粗短、中指和无名指之间分离（三叉手， trident hand) 等特征。软骨发育不全常通过软骨内分化缺陷影响长骨发育，患者显示出的短肢性表现、脑积水等都可通过外科手术治疗，而内分泌治疗是目前的发展方向。

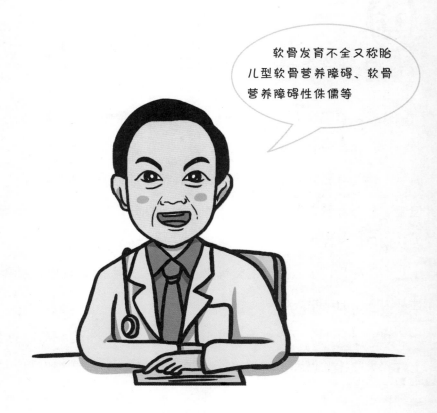

软骨发育不全又称胎儿型软骨营养障碍、软骨营养障碍性侏儒等

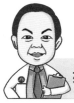

软骨发育不全如何治疗？

近年来有人采用生长激素治疗，结果表明生长激素短期内能提高生长速率，治疗开始半年身高增长最快，之后生长速率逐渐降低。

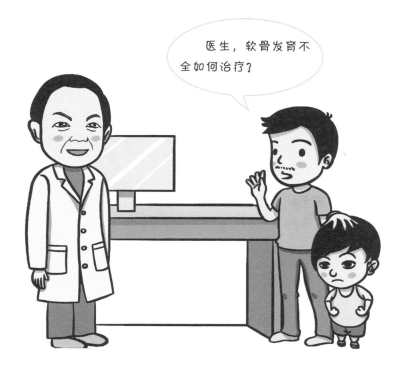

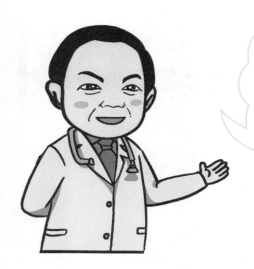

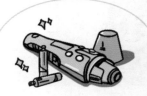

生长激素短期内能提高生长速率，但总的疗效仍在研究中

近年来有人采用生长激素治疗，治疗开始半年身高增长最快，之后生长速率逐渐降低

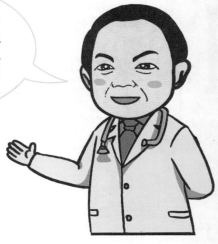

第三章

影响身高的其他疾病

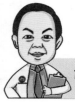

引起儿童矮小的其他疾病还有哪些?

　　其他疾病如营养不良、慢性疾病（慢性肾功能衰竭、肾小管酸中毒、先天性或后天性心脏病、胃肠道疾病、慢性贫血、哮喘等）、内分泌系统疾病（甲状腺功能减退、皮质醇增多症、假性甲状腺功能减退、先天性低磷佝偻病）等都可以导致身材矮小。

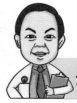

先天性心脏病会导致身高落后吗?

　　先天性心脏病（简称先心病）是指在胚胎发育时期由于心脏及大血管的形成障碍或发育异常而引起的解剖结构异常，或出生后应自动关闭的通道未能闭合（在胎儿属正常）的情形。一些简单的畸形如室间隔缺损、动脉导管未闭等，早期没有明显症状，但会潜在地发展加重，出现反复感冒，易患肺炎，喂奶困难，呼吸急促，口唇、指甲青紫或者哭闹、活动后青紫，杵状指（趾）。先心病导致的长期缺氧、食欲差会引起营养不良，生长发育落后。复杂性先心病如不能有效治疗会出现死亡。

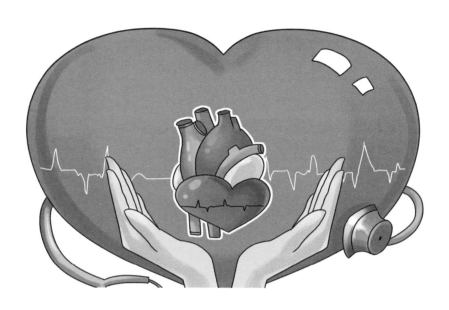

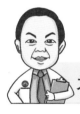 **为什么慢性肝病会导致生长发育障碍?**

慢性肝病以慢性乙肝常见,慢性肝病的患者常感身体乏力、容易疲劳,可伴轻度发热等。患者患慢性肝病时,肝功能异常,胆汁分泌减少,常出现食欲不振、恶心、厌油、上腹部不适、腹胀,偶尔出现黄疸,食欲不振会引起营养摄入不足,胆汁减少会导致消化吸收功能差,引起营养不良性贫血、身材矮小;

血液循环中的 IGF-1 主要由肝脏的窦状小管旁细胞合成,以内分泌方式作用于靶细胞直接刺激生长,慢性肝病患者肝功能受损,分泌 IGF-1 减少,会引起生长发育落后。

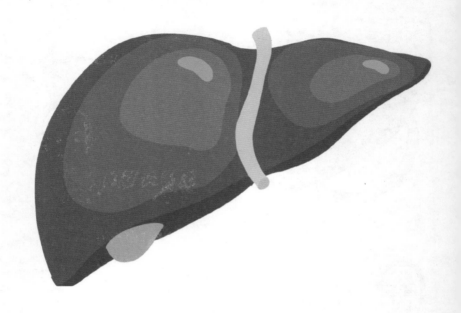

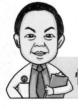 ## 慢性肠病与身高有关系吗?

慢性肠病的孩子经常腹泻,表现为大便次数增多,便稀或不成形,有时伴黏液、脓血,食欲减退导致摄入不足,腹

泻导致肠道吸收不足，热量不足、营养素缺乏、慢性消耗等导致孩子出现贫血、消瘦、疲乏、营养不良、生长发育落后、体重减轻。

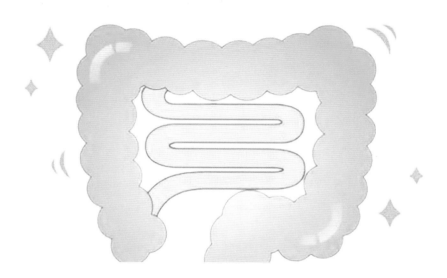

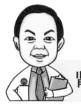

肾小管酸中毒会影响儿童生长发育吗？

肾小管酸中毒是一种常染色体显性遗传病，也有隐性遗传及特发病例，在临床上比较少见。原因是肾小管分泌酸的能力下降，体内酸性物质上升，发生代谢性酸中毒，导致患儿厌食、恶心、呕吐、腹泻、便秘，随着病程进展会引起生长发育迟缓。并且由于体内酸性物质堆积，导致骨骼脱钙，孩子出现骨痛甚至骨折，这些都会影响儿童生长发育。

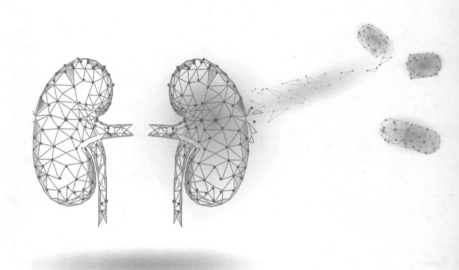

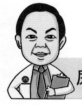 尿崩症会影响儿童身高吗？

如果一个人频繁饮水，仍然感到异常口渴，且大量排尿，要警惕是尿崩症。

尿崩症是体内抗利尿激素缺乏或肾脏对其敏感性下降，导致患儿完全或部分丧失尿液浓缩功能的一种疾病。

产生的原因多种多样，可能由于中枢本身分泌抗利尿激素不足，也可能为其他疾病影响导致中枢分泌不足。突出的表现就是频繁饮水，频繁排尿，每天尿量为 4 ～ 10 L 甚至更多，如果停止饮水，由于缺乏这种让肾小管重新吸收水分的抗利尿激素，仍然会大量排尿，人就会出现异常口渴，如果短期内不饮水，会导致脱水甚至休克，严重的可以导致脑损伤。

单纯尿崩症，如果控制得当，没有合并其他疾病，一般不影响儿童身高。但是如果尿崩症控制不当，经常会发生便秘、脱水，影响儿童食欲，时间较长后会影响儿童生长发育。如果尿崩症合并多种激素包括生长激素缺乏，一定会影响儿童生长发育。

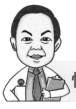

慢性肾病会导致生长发育障碍吗？

肾脏是人体排出体内代谢物质的器官。人体内代谢的各种小分子物质都是从肾脏排出体外。慢性肾病是由各种病因导致肾脏排出代谢产物能力下降，从而在体内堆积，影响食欲，减少胃肠蠕动，造成便秘及腹泻，影响免疫机制，生病概率增多，时间长会影响儿童的生长发育。有研究表明，慢性肾病患儿生长迟缓的发病率高于正常患儿数倍。

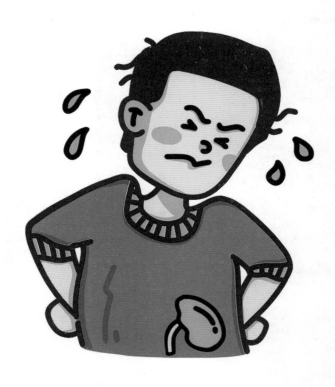

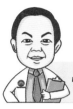

慢性贫血对生长发育有影响吗?

　　贫血是指循环血液中单位体积内红细胞、血红蛋白含量及红细胞体积低于正常值的病理状态。可由多种原因引起，如红细胞生成减少、失血及溶血等。而慢性贫血通常是由于慢性感染、肿瘤、慢性肾病、慢性肝病、寄生虫感染、造血物质缺乏、红细胞内在缺陷及外在异常等各种原因造成的红细胞减少、慢性失血及溶血。血液循环主要是给我们人体各个细胞运输营养和氧气，红细胞是运输氧气的主要载体。慢性贫血导致长期供氧能力不足，机体组织细胞长期处于缺氧状态，各组织器官就不能正常地生长。因此，慢性贫血是会影响儿童生长发育的。

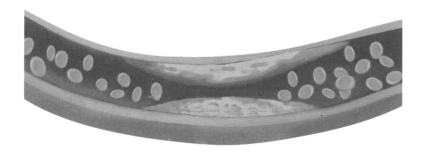

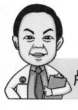

颅内肿瘤会导致矮小吗?

颅内肿瘤又称脑肿瘤、颅脑肿瘤,是指原发于中枢神经系统的肿瘤,包括神经上皮组织肿瘤、脑神经及脊旁神经肿瘤、脑膜肿瘤、淋巴及造血组织肿瘤、生殖细胞肿瘤、蝶鞍区肿瘤和转移性肿瘤七类。而我们知道,导致矮小最常见的内分泌疾病是生长激素缺乏,也知道生长激素是由垂体分泌,而垂体分泌生长激素受下丘脑的调控。如果颅内肿瘤干扰了下丘脑的调控,或影响了垂体分泌生长激素,就可能导致生长激素大量分泌或分泌减少。如果生长激素大量分泌,在骨

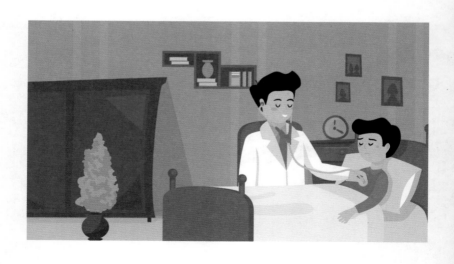

骺线闭合之前，就会持续地快速生长，可形成巨人症；骨骺线闭合后，长骨就会横向生长，引起肢端肥大症。相反生长激素分泌减少，就会导致生长激素缺乏，从而出现矮小症。

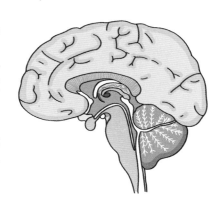

当然，垂体作为人体最重要的内分泌腺，也不仅仅分泌生长激素，还分泌促肾上腺皮质激素、促甲状腺激素、黄体生成素、卵泡刺激素、催乳素、抗利尿激素等，同时也受到下丘脑的调控。因此如果颅内肿瘤影响到下丘脑或垂体，也就进一步影响上述各种激素的分泌，或分泌过多，或分泌过少，也就相对应地出现各种内分泌疾病，如甲状腺功能亢进或减退。

目前临床常见导致矮小的颅内肿瘤，如颅咽管瘤，好发于儿童，好发于鞍上，其主要临床特点有下丘脑 - 垂体功能紊乱、颅内压增高、视力与视野障碍、尿崩症及神经和精神症状。肿瘤压迫垂体使其分泌生长激素、促甲状腺激素、促肾上腺皮质激素、黄体生成素、卵泡刺激素明显减少，就会导致矮小，同时还会导致皮肤干燥及第二性征不发育。

因此颅内肿瘤是会导致矮小的，而每一个身材矮小的儿童筛查排除颅内肿瘤也是必要的，目前最主要的排查方法就是核磁共振检查。

　　一说到肿瘤都有些害怕，因为可能会危害到生命。它会出现在身体的很多地方，如果出现在颅内，还会影响儿童长高。

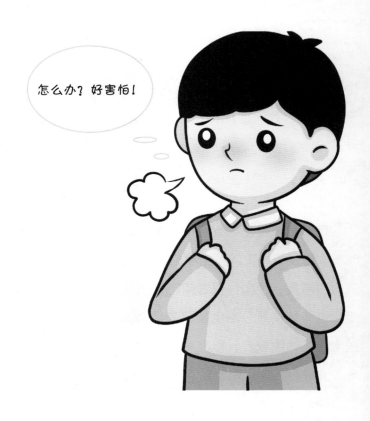

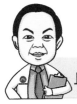

血液相关疾病会对身高产生影响吗？

　　许多血液相关疾病的患儿会有贫血，而贫血就会导致氧气供应不足，即缺氧，身体长时间缺氧会导致发育迟缓，影响身高的发育而产生矮小。所以如果发现儿童有贫血，应及时找到病因并纠正，避免其影响身高的增长。

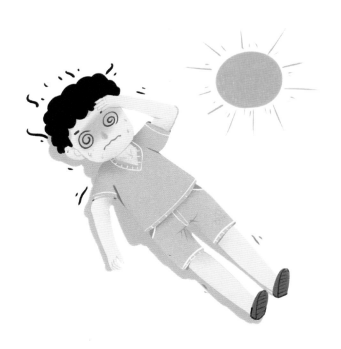

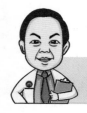

先天性肾上腺皮质增生为什么会引发性早熟和矮小？

先天性肾上腺皮质增生症是一组常染色体隐性遗传性疾病，其共同的病因是肾上腺皮质合成皮质醇过程中某一酶存在缺陷，引发皮质醇合成不足，由于肾上腺皮质激素对垂体的反馈抑制减弱，致使下丘脑促肾上腺皮质激素释放激素和垂体促肾上腺皮质激素代偿性分泌增加，进而导致肾上腺皮质增生，皮质醇前体物质过量生成与堆积，经旁路代谢而致雄激素产生过多。雄激素增多，可出现性早熟表现。男孩有同性性早熟，女孩则显示异性性早熟或女性假两性畸形。开始都属于外周性性早熟，此时促性腺激素释放激素激发实验还是阴性，随着病情进展，下丘脑、垂体对肾上腺的负反馈可能会波及促性腺激素，这时外周性性早熟可能转化为合并性存在的中枢性性早熟。

第四章

认识性早熟

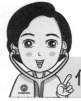

什么是性早熟？

什么是性早熟？性早熟有哪些症状？它的诱发因素是什么么？它有哪些危害？在孩子成长发育的过程中，家长怎么做才能避开"性早熟"这个坑？如果性早熟了，我们该怎么办？今天我们就带大家一起了解一下性早熟，和家长一起让孩子避开"性早熟"这个坑！

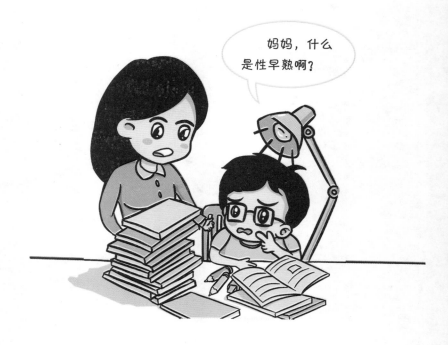

　　性早熟是儿科内分泌系统的常见生长发育异常疾病，是一种以性成熟提前出现为主要特征的性发育异常症。

　　研究表明其发病率在 1/10 000 ～ 1/5 000，女孩出现性早熟的比例高于男孩，女孩为男孩的 5 ～ 10 倍。

　　性早熟可分为中枢性性早熟、外周性性早熟、不完全性性早熟。

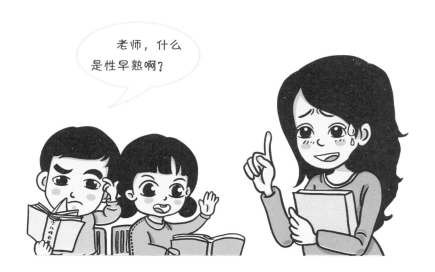

老师，什么是性早熟啊？

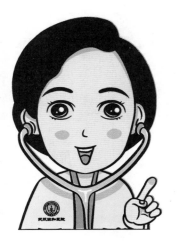

性早熟分类：
中枢性性早熟
外周性性早熟
不完全性性早熟

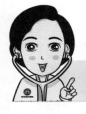 **性早熟有哪些症状？**

男孩在 9 岁以前出现内外生殖器官快速发育和第二性征，如胡须、喉结、变声、阴囊增大等。

女孩在 8 岁以前出现内外生殖器官快速发育和第二性征，如乳房发育、腋毛、阴毛等。或者女孩在 10 岁以前出现月经。

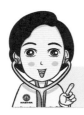

儿童性早熟也有真假之分吗？

按发病机制的不同，性早熟可分为两大类：促性腺激素释放激素（GnRH）依赖性性早熟（真性性早熟）和非 GnRH 依赖性性早熟（假性性早熟）；此外，不完全性性早熟，如单纯性乳房早发育、单纯性阴毛早现，我们将其归入青春发育的变异类型。真性性早熟大多无原因可究，为特发性性早熟，少许人可由颅内肿瘤、炎症及其他内分泌异常引起。临床上真性性早熟多于假性性早熟。

中枢性性早熟（CPP），又称为 GnRH 依赖性性早熟（真性性早熟），是缘于下丘脑提前增加了促性腺激素释放激素（GnRH）的分泌和释放量，提前激活性腺轴功能，导致性腺发育和性激素分泌增多，使内、外生殖器官发育和第二性征呈现。大部分（69%～98%）性早熟女孩都是特发性的，但是有25%～90%性早熟男孩会存在器质性病变。现认为特发性性早熟按照临床特征及病情的发展速度，可以分为快速进展型、缓慢变化型和相对迟缓型 3 种类型，快速进展型病情较重且进展较快，如未经及时治疗，随病情的进展，其骨骼成熟加速，骨骺线提前闭合，成人终身高较矮；缓慢变化型病情较轻且进展较慢，骨骼生长速度、成熟提前的趋势缓和，对成人终身高的影响较小；相对迟缓型性早熟生殖器官的发育提前，但骨骼的生长成熟相对滞后，未经治疗，成人终身高也较矮。

外周性性早熟也称假性性早熟，不是由下丘脑-垂体-性腺轴功能引起，而是由外周腺组织异常分泌性激素（如性腺肿瘤、卵巢肿瘤、黄体瘤、睾丸瘤、肾上腺肿瘤、先天性肾上腺皮质增生等）及外源性性激素样物质（雌激素类药，包括异烟肼、化妆品）等引起。外周性性早熟仅有部分性征提前发育，而无性功能的成熟，不具备完整性发育程序。外周性性早熟症状是某种基础疾病的临床表现之一，并非一种独立的疾病。外周性性早熟患儿若仅仅是短期的性激素误服，则药物作用期过后即恢复正常，但若是先天性肾上腺皮质增生等疾病引起者，由于长期受外源性或内源性类固醇激素的影响，骨骼成熟加速，可能诱导真性性早熟。

不完全性性早熟是中枢性性早熟的变异，包括乳房早发育、单纯性阴毛早现和单纯性初潮。

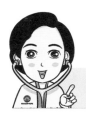

性早熟的诱发因素有哪些？

性早熟的原因很多，也很复杂。未发现病因的称为特发性性早熟，绝大多数患儿属于此类，女性患儿80％～90％，男性患儿40％左右是由下丘脑神经内分泌功能异常导致的。

另外，可能引起性早熟的因素主要包括两个方面：一方面是饮食和生活环境等外部因素的刺激，另一方面与自身的疾病因素有关。

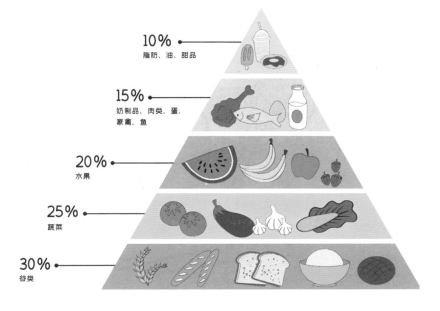

10% 脂肪、油、甜品

15% 奶制品、肉类、蛋、家禽、鱼

20% 水果

25% 蔬菜

30% 谷类

1. 饮食和生活环境对性早熟的影响

首先，由于经济的迅速发展，人们的物质生活水平有了很大提高，热量摄入增加，肥胖儿童急剧增加。而营养过剩有助于性早熟，已经有研究证实中度以上肥胖儿童出现性早熟的概率是远远高于正常体重儿童的。

其次，在一些食品、保健品和水果中，可能含有性激素或类似激素的物质，即环境激素，儿童经常食用这些含有激素的食品容易导致性早熟。

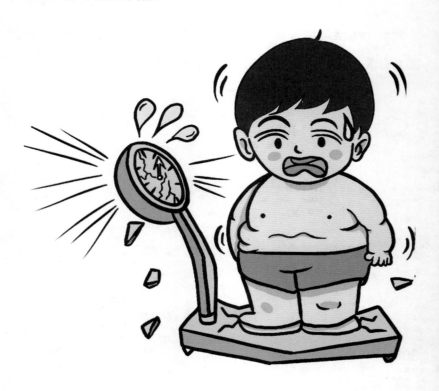

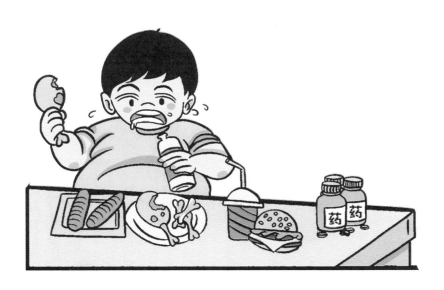

再次，物质生活水平提高的同时，精神文化生活也相当丰富，现实的环境使儿童有较多的机会目睹有关情爱的场面、画面和书籍，这些对性早熟也有促进作用。

另外，大量或长期服用含有性激素的食物（如蜂蛹、花粉、鸡胚、蜂王浆等）或药物（避孕药、某些止咳平喘的药物、三七、冬虫夏草）、接触含有雌激素的化妆品、已妊娠妇女或服用避孕药的妇女继续哺乳等，这些外源性性激素的过多摄入也会导致儿童发生性早熟。

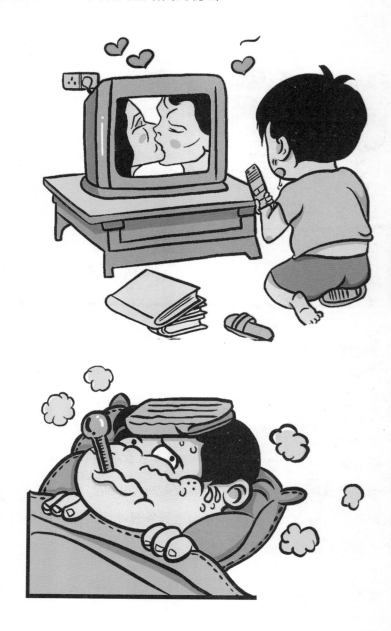

2. 儿童自身疾病

这些疾病主要分布在颅内、肾上腺和性腺（睾丸和卵巢）。颅内引起性早熟的疾病有肿瘤、脑脓肿、脑炎、脑积水、脑外伤等。肾上腺引起性早熟的疾病有肾上腺肿瘤、先天性肾上腺皮质增生症等。

睾丸引起性早熟的疾病有睾丸间质细胞瘤和家族性睾丸中毒病等。卵巢引起性早熟的疾病有卵巢肿瘤（包括卵巢囊肿）等。另外，还有一些疾病如肝脏肿瘤、甲状腺功能低下等也可引起性早熟，只是较少见。一些药物如部分抗肿瘤药、异烟肼、酮康唑和性激素等也可引起性早熟。

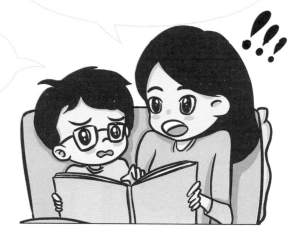

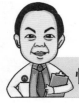

性早熟危害有哪些？

性早熟对于孩子的危害是很大的，不仅包括身体上的伤害，还包括心理上的伤害。性早熟对于孩子的伤害具体有以下几个方面：

1. 身材矮小

性早熟的孩子往往伴随骨骼生长加速，骨龄快速进展，使其看起来比同年龄的儿童长得高。其实，这仅仅是一个暂时的现象，由于性激素的提前催发，导致骨骺线闭合的时间也大大

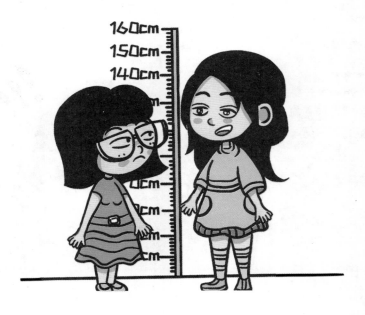

提前，生长期则相应缩短，即长骨骨干与骨骺线提前闭合而停止生长。一般情况下，女孩在初潮后、男孩在首次遗精后 3 年内平均只能长约 5 cm，所以性早熟儿童的成年终身高反而会矮于同龄人。有研究表明，性早熟儿童比同龄正常儿童要矮10 ～ 15 cm。

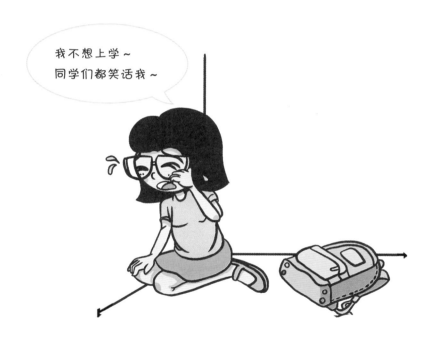

2. 性格压抑，心理障碍

性早熟儿童虽性征发育提前，但是心理、智力发育水平仍为实际年龄水平，过早的第二性征呈现和生殖器官发育会导致性早熟的孩子产生心理问题，尤其是看到自己与周围人不同的生理特征极易引起孩子的自卑心理，不愿与他人交往，导致性格孤僻，甚至会导致终身的性心理或行为异常等。尤其是女生，过早来月经往往会令其感到不安、害羞和紧张。同时由于性早熟女孩身体发育过早，还没有能力处理好月经，也会给她生活带来影响，加之由于生理和心理发展的不平衡，会给生活带来诸多不便和困扰。

3. 性行为提前

性早熟儿童的心理发育与身体发育极不匹配，加上患儿生理年龄小、社会阅历浅、自控能力差，容易导致其性行为提前，从而引发怀孕和性疾病传播的危险。

第五章

甲状腺类疾病

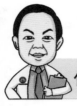

什么是甲状腺功能减退？

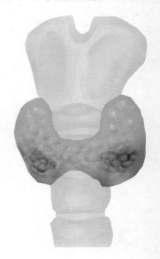

甲状腺功能减退（简称甲减），是由于甲状腺激素合成及分泌减少，或其生理效应不足所致机体代谢降低的一种疾病。简单地说，甲状腺这个生产甲状腺激素的工厂产量不足致使甲状腺激素减少，或者甲状腺这个工厂生产的甲状腺激素产品质量不高不能达到足够的功能而产生的一种疾病。主要表现是整个生理反应和代谢功能低下，比如说怕冷、反应冷淡、吃的少、个子矮等。

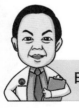

甲状腺功能减退如何分类？

根据病变发生的部位分类：原发性甲减、中枢性甲减、甲状腺激素抵抗综合征。

根据病变的原因分类：药物性甲减、手术后甲减、^{131}I 治疗后甲减、特发性甲减、垂体或下丘脑手术后甲减等。

根据甲状腺功能减退的程度分类：临床甲减和亚临床甲减。

先天性甲状腺功能减退类型：按病变涉及的部位分为原发性甲减、继发性甲减（中枢性甲减）；根据病因分为散发性甲减、地方性甲减。

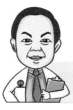

甲状腺功能减退有哪些原因?

甲状腺的主要功能是产生、存储和分泌甲状腺激素，简单地说，甲状腺激素是我们人体必需且非常重要的一种产品，而生产这种产品的工厂是甲状腺，它的上级主管部门是下丘脑 - 垂体，所以当甲状腺这个工厂出现问题或者它的上级主管部门出现问题都会导致甲状腺激素这个产品的数量下降或质量不高，进而导致释放到血中的甲状腺激素

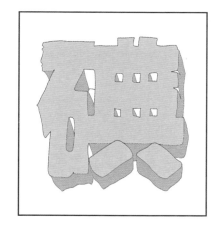

不足或甲状腺激素的功能不好，从而导致甲状腺功能减退。

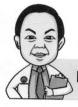

甲状腺功能减退有哪些表现？

甲状腺激素的主要功能是人体代谢和生理反应，所以当甲状腺功能减退的时候就主要表现为人体代谢功能和生理反应的低下。它会表现在人体的各个系统，一切生理反应都在减慢，具体来说，神经系统方面可表现为：智力发育低下，表情呆板、淡漠，神经反射迟钝，运动发育障碍，如翻身、坐、立、走的时间均延迟。面容和体态方面可表现为：头大、颈短、皮肤粗糙、面色苍黄，毛发稀疏、无光泽，面部黏液水肿、眼睑水肿、眼距宽、鼻梁低平、唇厚，舌大而宽厚、常伸出口外，患儿身材矮小，躯干长而四肢短小，腹部膨隆，常有脐疝。生理功能低下可表现为：精神差、安静少动、对周围事物反应少、嗜睡、食欲不振、声音低哑、体温低而怕冷，脉搏、呼吸缓慢，心音低钝、肌张力低，肠蠕动慢、腹胀、便秘。

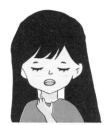

颈部肿物

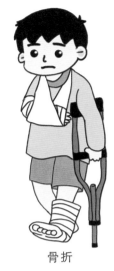

骨折

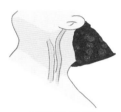

呼吸困难

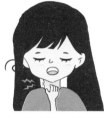

声音嘶哑

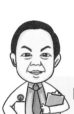

颈静脉怒张

甲状腺激素对人体有什么作用？

甲状腺激素的作用主要分为以下几方面：

1. 对代谢的影响

产热效应，甲状腺激素能使细胞内氧化速度提高，耗氧量增加，产热增多，甲状腺功能亢进时产热增加，患者喜凉怕热，而甲状腺功能低下时产热减少，患者喜热恶寒，均不能很好地适应环境温度变化。糖、脂肪、蛋白质代谢都依赖甲状腺激素，甲状腺激素可促进蛋白质合成，促进糖的吸收，促进脂肪分解和利用。

2. 对发育与生长的影响

甲状腺激素是人类生长发育必需的物质，可促进细胞组织的生长发育和成熟，促进钙、磷在骨质中的合成代谢和骨、软骨的生长。

3. 维持人体各个系统的正常运转

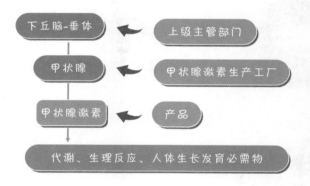

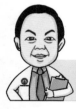

甲状腺激素对神经发育有什么作用？

儿童大脑的发育从妊娠开始至 2 岁时至关重要，神经系统的发育必需依赖于甲状腺激素，如果甲状腺激素从一开始就偷懒，儿童的神经发育会不正常，智力也会受损，若是能及早发现并纠正甲状腺激素分泌水平至正常，正规治疗、随访，患儿一生将和正常人一样。

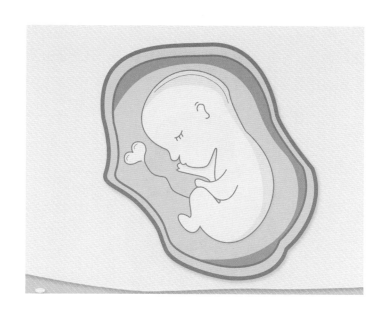

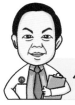

什么是呆小症？

呆小症又称"克汀病"，是一种先天性甲状腺发育不全或功能低下造成幼儿发育障碍的代谢性疾病。主要表现为生长发育过程明显受到阻滞，特别是骨骼系统和神经系统。表现为：

①身体矮小，上身长，下身短，并常伴有四肢骨骼畸形等；
②表情淡漠，精神呆滞，动作迟缓，智力低下，并常伴有耳聋；
③常伴有体温偏低、毛发稀少、面部水肿等一系列甲状腺功能低下的一般症状。如果能在出生 3 个月内即明确诊断，开始补充甲状腺激素，可以使患儿基本正常发育。一旦发现过晚，贻误了早期治疗时机，则治疗难以生效。

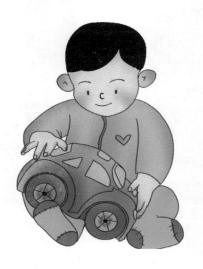

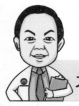

为什么甲状腺功能减退的孩子会身高落后?

生长激素和孩子体内的甲状腺激素也是好朋友，它们一起帮助儿童生长发育，甲状腺激素偷懒了，就会使孩子长得特别慢，如果不去监督甲状腺激素履职尽责，就会使孩子身高与同龄人的身高有明显的差距。

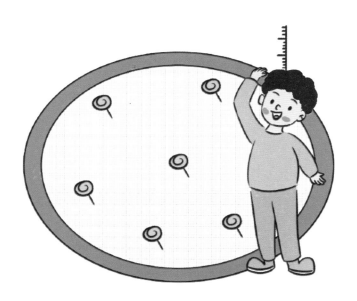

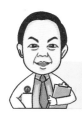

甲状腺功能减退患儿成年后有正常的生育能力吗？

甲状腺激素在孩子体内含量不足会影响孩子的性发育和生育功能。

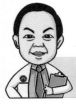

甲状腺疾病患儿如何随访？

甲状腺激素在孩子体内有多种作用，包括长高等，是人体非常重要的激素之一。医生会在帮助患儿补充甲状腺激素 2 周后，考察它是不是正常地在行使职权，若是，以后就每 3 个月考察一次，若不是，调整剂量后考察 1 个月，考察期间如果孩子生病、生长发育加快、青春发育提前及出现其他异常情况，就要找医生瞧一瞧孩子体内的甲状腺激素出现了什么问题。

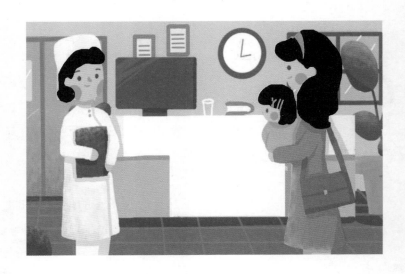

第六章

科学长高的方法

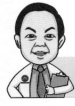

情绪会不会影响孩子长高？

　　家庭变故，父母离异或者死亡；家庭关系紧张，父母经常为琐碎事情争吵、打架，父母有不良嗜好如酗酒、抽烟，或存在赌博、打骂孩子等不良事件，都会导致孩子心情压抑、缺乏关爱、没有安全感，影响下丘脑神经递质的分泌，使 GHRH 分泌较少，导致社会心理性矮小。

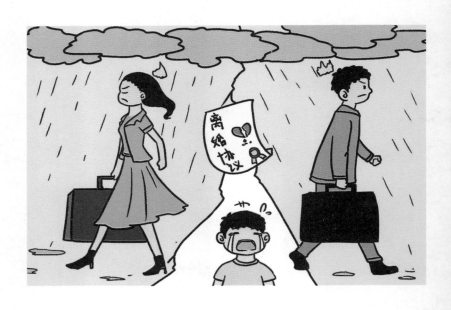

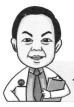

长高与青春期发育有关吗？

青春期前，男孩女孩身高增长速度差别不大，进入青春期后，男孩身高增长速度明显大于女孩，因此，最终成年男性的平均身高高于女性。青春期平均持续 6 ～ 7 年 (一般女孩从 10 ～ 12 岁开始青春期发育，男孩从 12 ～ 14 岁开始)，青春期发育成熟后，身高增长明显减慢直至停止。

对于父母来说，掌握孩子身高增长的规律，有助于早期发现孩子身高的异常，以便早些采取相应治疗或干预措施。男女新生儿出生时，平均身高约为 50 cm，出生第 1 年内，身高增长速度最快，平均增长约 25 cm，第 2 年平均增长约 10 cm，至 1 岁时身高为 75 cm，2 岁时约为 85 cm，2 岁后增长速度减慢，每年增长 5 ～ 7 cm。进入青春期，男孩可长 20 ～ 30 cm，女孩可长 15 ～ 25 cm，青春后期，身高增长逐渐减缓至停止 (一般在女孩初潮后，男孩遗精后)。

细心的家长可以对照以上规律，或者与同龄的孩子相比较，若发现明显异常，或明显低于同龄儿童平均水平，应及时去医院 (最好是小儿内分泌专科) 咨询相关专家。如为生长激素缺乏症，其实在 2 岁左右就会表现出比同龄儿发育落后的迹象，若家长平时很细心，就不难发现孩子的异常，及早就医，就可以避免终生遗憾了。

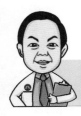

生长激素是不是激素？和一般激素有什么区别？

生长激素属于肽类激素，是含有 191 个氨基酸残基的单链，由两个二硫键连接的蛋白质，分子量 22 kD ；由垂体前叶（腺垂体）嗜酸细胞分泌，是腺垂体中含量最多的激素，约占腺垂体激素的 50% 。

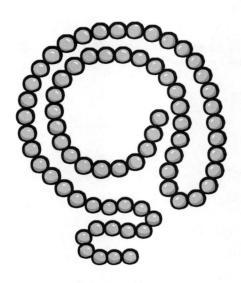

GH 一级结构

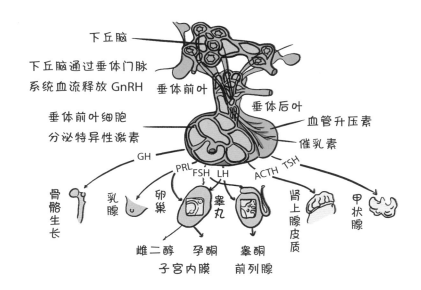

现在我们临床使用的生长激素都是基因重组人生长激素，体外重组人生长激素于 1985 年合成成功，迄今已经有 20 多万人采用重组人生长激素治疗。生长激素的生理作用有促生长，促进蛋白质的合成，促进脂肪分解，减少对葡萄糖的利用，促进水、矿物质代谢，抗衰老，促进脑功能，增强心肌功能，提高免疫功能等。

我们通常所说的一般激素是糖皮质激素和性激素，糖皮质激素主要有短效氢化可的松、中效泼尼松及甲泼尼龙、长效地塞米松。糖皮质激素临床上主要用于抗过敏、抗休克、抗炎、免疫抑制等。糖皮质激素副作用有急性消化道溃疡、血糖升高、高血压、高血脂、向心性肥胖、骨质疏松和股骨头坏死等。

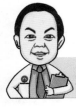

生长激素为什么要皮下注射？

虽然口服是一种理想的给药方式，但由于一般口服后容易被胃酸和消化道酶降解，未被破坏的药物又由于分子量大、水溶性强而难以吸收，使得大部分生物技术药物无法口服应用。生长激素是由多肽链构成的蛋白质，口服会失去活性，所以只能采取注射方式。根据临床观察，皮下注射通常比肌内注射带来更高的血药浓度，所以临床建议皮下注射。

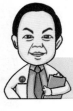

怎样正确注射生长激素？

注射部位：常用注射部位有脐周两侧、上臂三角肌下缘、大腿中部外侧，为避免注射部位产生皮下硬结，建议避免靠近肚脐（距离肚脐 3 ～ 5 cm），连续两次注射部位间隔大于 3 cm。

注射时间：每天晚上睡觉前半小时至 1 小时注射。

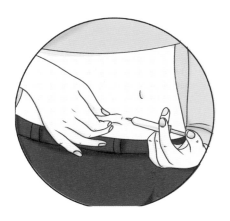

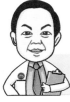 ## 生长激素的注射器械有哪些?

目前生长激素注射的器械主要是搭配粉剂用注射用水溶解后使用的常规注射器（30 G，8 mm 针头）和搭配水剂使用的隐针电子笔（6mm 针头）。

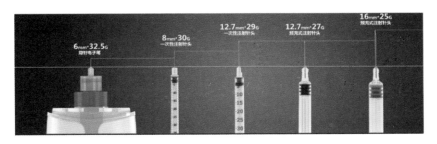

粉剂与水剂针头对比

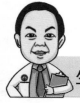

生长激素治疗阶段饮食应如何搭配？

每天良好的饮食，保证摄入足够的蛋白质、碳水化合物及维生素，特别要适当补充动物性蛋白，以求最佳的蛋白质生物利用率，蛋白质缺乏会直接影响长高。

一些重要的微量元素如锌、铁和 B 族维生素在动物性食物中较丰富，缺乏这些营养素也容易影响孩子身高增长，而钙、磷及维生素 D 是骨骼的重要物质基础。每天要保证 250 ～ 500 ml 牛奶和 1 ～ 2 个鸡蛋，适量的各种肉类、谷类及当季水果和蔬菜，将有利于儿童生长。避免或尽量少摄入碳酸饮料及含糖量高的食物和油炸食物。

简单来说，孩子需要每天喝 250 ～ 500 ml 牛奶，吃 1 ～ 2 个鸡蛋和适量的各种肉类、谷类，以及当季水果和蔬菜。

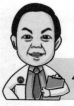

什么是重组人生长激素？

重组人生长激素是指利用基因工程技术合成的生长激素。重组人生长激素经历了哪些发展阶段？

第一代的重组人生长激素：20 世纪 80 年代早期，美国 Genentech 公司利用大肠杆菌（*E.Coli*）包涵体技术研制出了含有 192 个氨基酸的重组人生长激素——Met-rhGH。

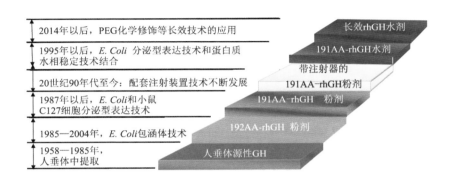

2014年以后，PEG化学修饰等长效技术的应用

1995年以后，*E. Coli* 分泌型表达技术和蛋白质水相稳定技术结合

20世纪90年代至今：配套注射装置技术不断发展

1987年以后，*E. Coli* 和小鼠 C127细胞分泌型表达技术

1985—2004年，*E.Coli* 包涵体技术

1958—1985年，人垂体中提取

长效rhGH水剂

191AA-rhGH水剂

带注射器的 191AA-rhGH粉剂

191AA-rhGH 粉剂

192AA-rhGH 粉剂

人垂体源性GH

重组人生长激素发展阶段图

这是重组人生长激素的雏形，它对治疗生长激素缺乏症是有效的，但被治疗者易产生抗体，会影响疗效。

第二代重组人生长激素：20 世纪 80 年代中期，用普通大肠杆菌基因表达技术合成了含有 191 个氨基酸的重组人生长激素，由于它的结构与人垂体生长激素具有差异等原因，也不适宜长期使用。

第三代重组人生长激素：20 世纪 80 年代末期，用哺乳动物细胞重组 DNA 技术合成的含有 191 个氨基酸的重组人生长激素，它和天然的生长激素结构更为接近，但由于技术原因目前仅被极少数生产厂家沿用。

第四代重组人生长激素：20世纪90年代，用分泌型大肠杆菌基因表达技术合成的重组人生长激素，它的氨基酸含量、序列和蛋白质结构与人垂体生长激素完全一致，生物活性、效价、纯度和吸收率极高，它在最大限度降低治疗成本的同时确保了自身的安全性、有效性和稳定性。

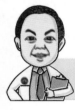

生长激素有哪些剂型？有什么区别？

目前应用的生长激素分为短效和长效两种，而短效生长激素又分为粉剂、水剂两种。

粉剂在使用过程中，再溶解的过程可使得高分子的蛋白质含量增加，从而导致生物学活性降低，而容易产生抗体，使长期疗效降低；在粉剂使用过程中，操作也较烦琐，需要每天注射，剂量换算也易出错，故而造成患者用药依从性较差，长期疗效降低。

短效水剂保留了生长激素的天然结构，临床应用更安全。生物制品都是大分子，为了确保产品品质，大分子药品都要被冷冻干燥，就是把这个产品冻起来。简单说就是买的鲜鱼，可以冻起来回头再吃。但鲜鱼和一条冻了的鱼的品质、口感肯定是不一样的；大分子经过冷冻干燥是增加了有效期，但是它的品质同样要受到一些影响。所以，水剂更好地保持了生长激素的原态，更符合人体内天然生长激素空间结构。

全球第一支长效重组人生长激素注射液于 2014 年在中国上市。与短效重组人生长激素注射液相比，优势在于注射的便利，一周只需注射一次，患者从每年需要 365 次注射减少到只需 52 次，结束了全球 60 年来需要每天注射一次生长激素的治疗历史，提高了患者用药的依从性，同时注射次数的减少也提高了用药的安全性、便利性，大大提升了用药患者的生活品质。

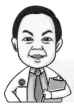

生长激素如何保存？

生长激素是一种蛋白制剂，为保证其生物活性，保存条件较为严格，要求在 $2 \sim 8℃$ 冷藏保存。

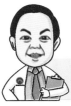

孩子几岁开始使用生长激素效果最好？

目前可以使用生长激素治疗的疾病：生长激素缺乏症，特纳综合征，慢性肾功能不全，肾移植前生长不足，HIV 感染相关性衰竭综合征，普拉德 - 威利综合征（PWS），小于胎龄儿（SGA），特发性矮小（ISS），短肠综合征，SHOX 基因缺少，Noonan 综合征等。

不同的疾病治疗起始时间会有不同，生长激素缺乏症一般 4 岁开始治疗，特发性矮小建议 5 岁至青春期早期开始治疗，小于胎龄儿、普拉德 - 威利综合征和特纳综合征美国 FDA 建议 2 岁以上开始治疗，中枢性性早熟患儿经过 GnRHa 治疗后出现生长减速，预测成人身高明显受损也可以使用生长激素治疗。

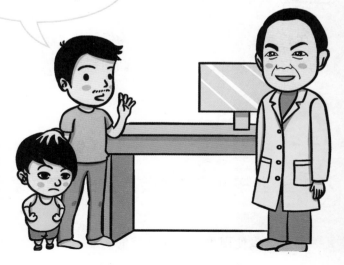

医生，几岁使用生长激素效果最好？

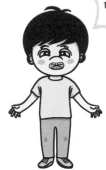

生长激素缺乏症患者4岁开始治疗

特发性矮小患者建议5岁至青春期早期开始治疗

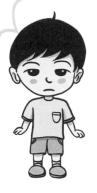

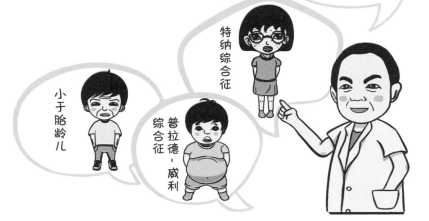

美国FDA建议2岁以上开始治疗

特纳综合征

小于胎龄儿

普拉德-威利综合征

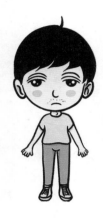

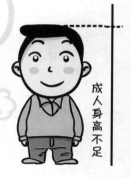

中枢性性早熟患儿经过 GnRHa 治疗后出现生长减速，预测成人身高明显受损也可以使用生长激素

成人身高不足

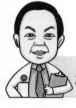

生长激素会不会导致肿瘤发病率升高？

这个担心倒也不是凭空想象出来的，有一项对在 1959—1985 年使用了生长激素的患者进行了随访，发现过高的 IGF-1 水平与结直肠癌或霍奇金病的长期风险有关，但这些都是发病率很低的罕见疾病，并且在 1985 年之前，生长激素来源于死亡人类的垂体，这种尸源性的制剂对肿瘤发病率的影响尚不明确。而在 1985 年以后，则采用的是重组人生长激素，属于生物制剂。因此要真实判断生长激素是否与肿瘤的发病率有关，需要一个更大型的队列研究以得出确定性结论，特别是持续时间和随访的完整性。迄今为止的研究设计及报告的风险指标并没有证据显示生长激素治疗与肿瘤发生率之间有因果关系。

因此，对于没有肿瘤迹象的患者使用生长激素是安全的，但对于曾经患有恶性肿瘤目前处于缓解阶段的患者使用生长激素仍需谨慎。

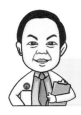

使用生长激素会不会增加糖尿病的风险？

生长激素不会导致糖尿病。生长激素可以引起一过性的血糖升高，有糖尿病家族史的患者需要高度谨慎，治疗前需要先给孩子做血糖检查，如果使用生长激素的话，需要定期做好血糖的监测。

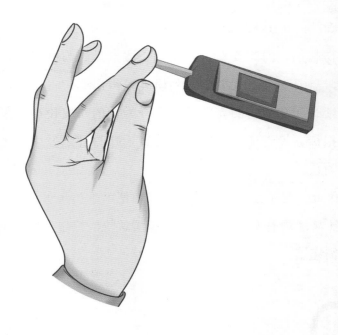

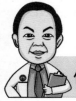 使用生长激素会不会让孩子毛发增多？

　　对儿童而言，生长激素是通过刺激肝脏等产生胰岛素样生长因子 -1 发挥生理作用的，促进骨骼生长，促进机体合成代谢和蛋白质合成，而毛发增多与性腺及肾上腺皮质分泌的性激素等激素有关，所以使用生长激素是不会导致孩子毛发增多的。

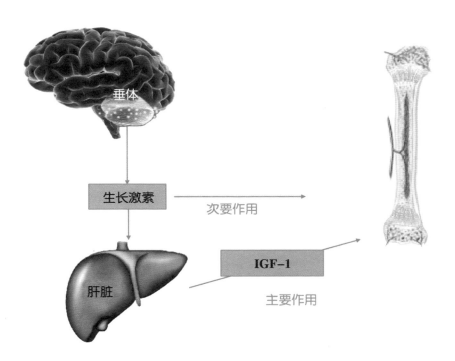

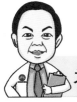

为什么要补充钙剂和维生素 D？

身高快速增长时，骨骼拉长生长，而骨骼生长必须有钙质来帮助，就像盖房子需要水泥一样。但此时身体本身的钙质是远远不够的，这就可能导致骨骼发育的异常，如骨质疏松、X

形腿、O 形腿，甚至畸形等。这时就需要适当地补充钙剂来满足身高发育的需要，但单一的补充钙剂并不能使身体的钙质达到正常水平，这就需要维生素 D 的帮忙，维生素 D 可以帮助钙质吸收，所以在补充钙剂的同时要补充维生素 D。但是过度的补充会引起维生素 D 中毒，所以一定要适量。

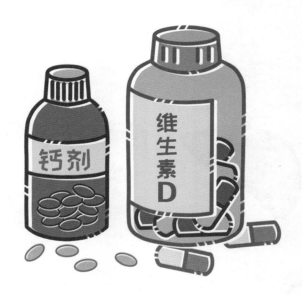

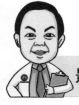

影响身高的因素有哪些?

（1）遗传因素：一个人的身高 60%～85% 取决于基因。

（2）营养：如果孕期营养不良，15%～20% 的孩子出生后身高会受影响。生长发育期要注意饮食营养均衡，适当补充蛋白质。

（3）发育性早熟、睡眠不足、姿势不正确等都会影响身高。

（4）各种疾病：甲状腺、脑垂体功能低下等。

（5）生活环境、心情。

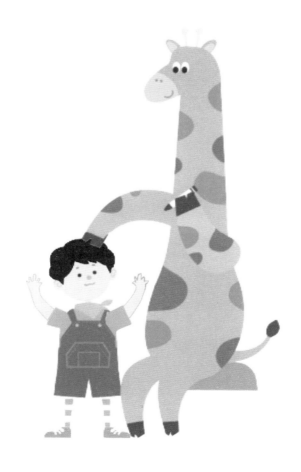

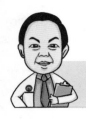

身高是遗传决定的，后天不能改变吗？

孩子身高问题除了父母遗传外，还跟后天睡眠、运动、饮食有着很大的关系，为了促进孩子的生长发育，家长有哪些工作可以做呢？

1. 睡眠

充足的睡眠对于孩子的生长发育有至关重要的作用。早睡早起，每天保证 8～10 h 的充足睡眠。

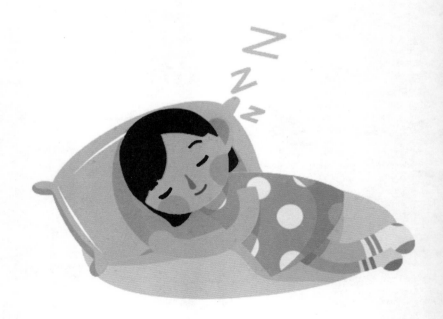

2. 营养

孩子在长身体期间，蛋白质、脂肪、糖类、维生素、矿物质、水这些营养素一个都不能少，要均衡饮食。

3. 运动

运动是促进孩子长高的重要因素，如跳绳、打篮球、游泳等。其中跳绳为首选运动项目。

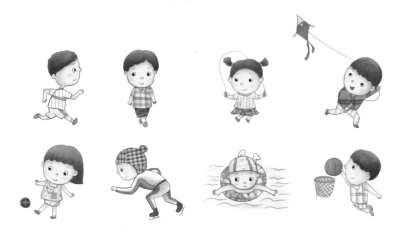

4. 青春期发育

孩子性早熟也影响着身高的增长，性早熟会使骨龄提前，影响孩子一生的发育成长，家长要密切关注，及时发现性早熟现象，及时到正规医院治疗。

孩子生长发育是一个动态连续的过程，要密切关注。如果发现孩子年生长速率小于 5 cm、落后同龄人一个头以上，或者有早发育现象，应带孩子到正规医院儿童生长发育或小儿内分泌专科就诊。

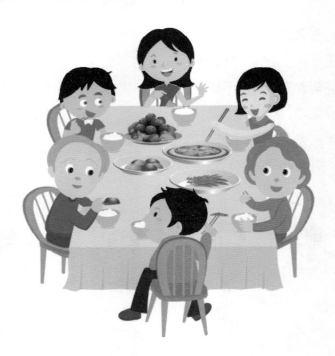

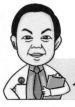

儿童营养包含哪些内容？

1. 对脂肪的需要

脂肪是一种富含热量的营养素。它主要供给机体热能，帮助脂溶性维生素吸收，构成人体各脏器、组织的细胞膜。储存在体内的脂肪还能防止体热散失及保护内脏不受损害。

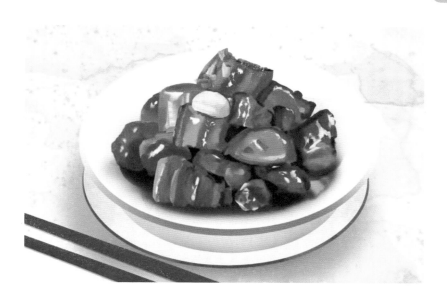

2. 对蛋白质的需要

蛋白质是儿童生长发育所必需的物质。除了保证膳食中有足够的蛋白质以外，还应尽量使膳食蛋白质的必需氨基酸含量和比例适合儿童的需要，这就是说还要注意孩子饮食中蛋白质的质量。

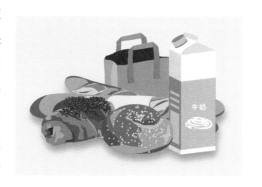

3. 对水的需要

水是生命之源，是各种营养素在人体内消化、吸收、运转和排泄的基础。

4. 对碳水化合物的需要

碳水化合物是供给机体热能量的营养素。摄入不足可导致机体生长发育迟缓，体重减轻；如果摄入过多，则造成脂肪积聚过多而肥胖。

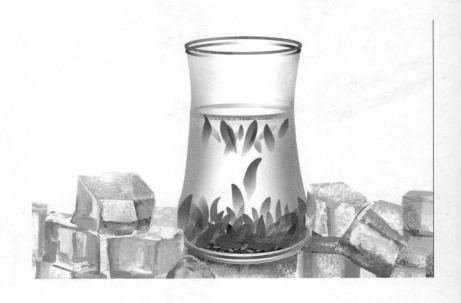

5. 对热能的需要

热能是维持人体各种生理功能的重要因素。供给不足，可使儿童生长发育迟缓，体重减轻；供给过多，又可能导致儿童肥胖，日后患有肥胖相关疾病的风险就会增加。

6. 对维生素的需要

维生素是人体内含量很少的一类低分子有机物质。

维生素 D 的主要作用为调节钙、磷代谢，帮助钙的吸收，促进钙沉着于新骨形成部位。儿童如果缺乏维生素 D，容易发生佝偻病及手足抽搐症。

缺乏维生素 B_2 时儿童生长发育受阻，易患皮肤病、口角炎、唇炎等。

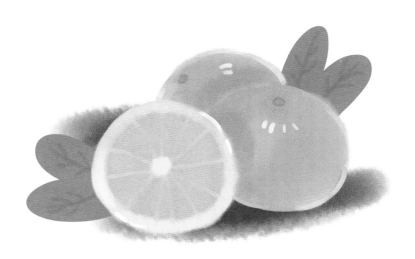

维生素 B_6 对于维持细胞免疫功能、调节大脑兴奋性有重要作用。

维生素 C 具有氧化还原能力，参与多种生物效应。缺乏维生素 C 会引起坏血病、牙质发育不良等。

维生素 B_1 能促进儿童生长发育，调节碳水化合物代谢。缺乏维生素 B_1 时，儿童生长发育迟缓，出现神经炎、脚气病（皮肤感觉过敏或迟钝、肌肉运动功能减退、心慌气短、全身水肿或急性心力衰竭）等。

维生素 A 能促进儿童的生长发育，保护上皮组织，防止眼结膜、口腔、鼻咽及呼吸道的干燥损害，有间接增加抵抗呼吸道感染的能力。还可维持正常视力，防止夜盲症。

此外，学龄前儿童对钙、铁、锌、碘等也有不同程度的需要，在饮食营养中应予重视。含钙丰富的食物主要有奶类、大豆制品、海带、芝麻酱、绿叶菜等。

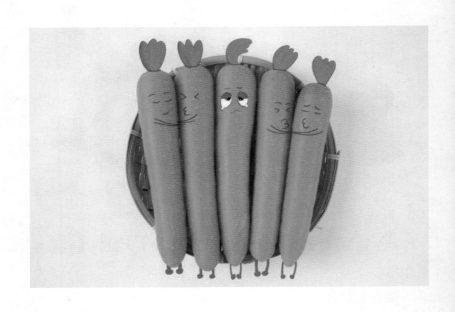

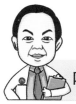

哪些科学饮食对身高有促进作用？

1. 不当着孩子面对食物进行负面评价

如"榴莲那么臭，你也吃？"，大人随口一句话，会让孩子对特定食物建立特定印象，以后成为他拒吃的借口。

2. 均衡饮食

儿童每天应该摄取六大类食物，父母可以参考每日饮食指南，了解不同年龄层儿童的饮食需求。青春期的孩子长得快、活动量也增加，为了提供成长发育所需的能量及营养素，热量

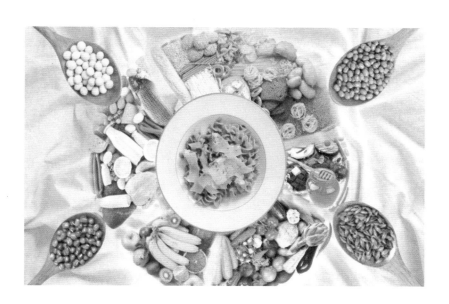

的需求比较高，男孩一天要摄取 2 150 ～ 2 650 cal，女孩则需要 2 100 ～ 2 200 cal。

3.教导孩子均衡饮食观念

现代家庭的三餐很多靠外食解决，不少父母会给孩子钱，让他们自行购买午餐。营养师建议父母，多注意孩子自行外食的情况，并且灌输孩子一些健康的饮食观念，如少吃油煎、油炸的东西，菜色选择要均衡、多变化，六大类食物都要摄取等。父母无法掌握孩子的饮食情况，长期下来容易造成孩子的营养状况不良。

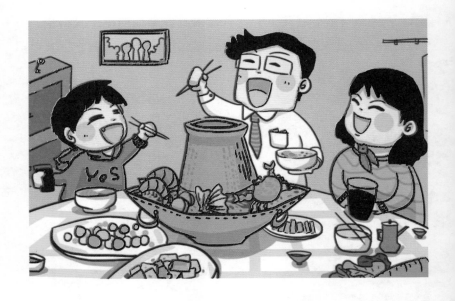

4.父母也做到不偏食

孩子从小的饮食习惯受到父母的影响最大。想让孩子长得好，不偏食是最基本的原则。父母在为孩子搭配三餐的菜色时，尽量多变化，让孩子从小就多尝试各种食物。摄取的食物种类丰富，就不必担心生长所需要的营养素会缺乏。

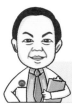

哪些食物有利于儿童长高？

富含蛋白质丰富的食物有瘦肉、豆类制品、鱼虾、贝类、蛋、牛奶、乳酪等。

富含钙、磷的食物有奶类、豆类制品。

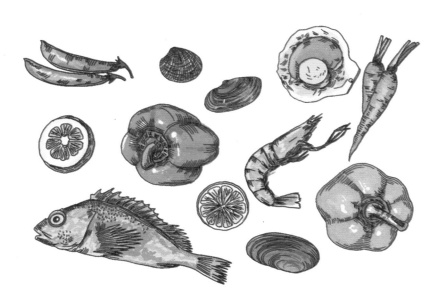

富含锌的食物有蚝、鱼、贝类、肝脏、瘦肉、蛋黄等，坚果类有花生、核桃、芝麻。

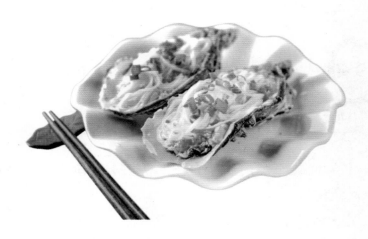

富含维生素的食物包括各类蔬菜和水果。多吃青菜、大白菜、花菜、苋菜、菠菜、橘子、柚子、枣类、山楂、柿子、杏子、桃脯等。

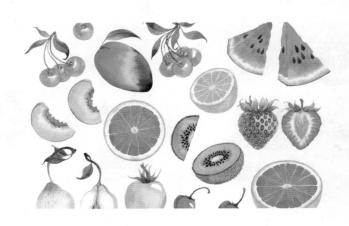

不宜多吃的食物有精米、糯米、甜点、可乐与果汁。养成少吃盐的习惯。

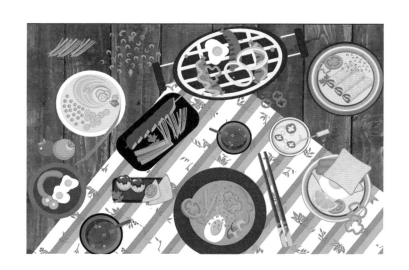

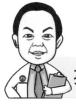

孩子不好好吃饭有哪些原因？

1. 家长不放心孩子自己吃饭

家长担心孩子自己吃不好，总喂饭，剥夺了孩子的主动权。因为担心孩子自己吃不好，或者是饭菜凉得太快，孩子吃到肚子里会不舒服，所以家长总是在孩子想自己吃饭的时候，抢着喂给孩子吃。

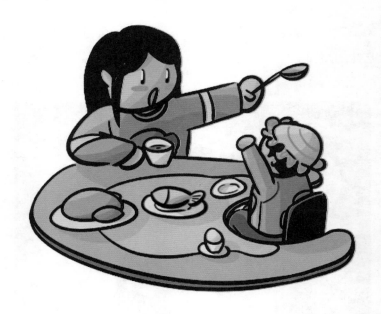

　　每一次孩子自己想吃的时候，都会遭到阻挡，孩子就会丧失吃饭的兴趣，变得越来越不好好吃饭。

　　孩子在成长过程中，如果是有兴趣自己独立完成一件事情，如自己吃饭，家长一定不能凭借自己的主观意识打断孩子的行为。等到孩子大了，完全依赖大人喂饭，想要纠正就难了。

　　孩子自己吃饭的时候，家长各种"嫌弃"。

　　在孩子自己学吃饭的时候，因为用勺子技术不太熟练，很多孩子都是先学会用手抓着吃，手和脸都弄得很脏不说，就连衣服也会不幸滴上油脂，给清洗带来很大的麻烦。

　　如果碰到急脾气的家长，对孩子的行为采取的是批评或者责骂的方式，就会严重打击孩子学吃饭的积极性。

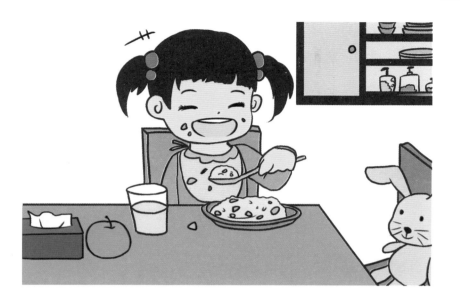

2. 饭菜不合孩子胃口

　　为什么孩子小的时候不放盐的辅食也吃得很欢快，越长大越挑剔？那是因为孩子吃的东西多了，嘴巴也变挑剔了。跟大人一样，如果长期吃同样的食物，孩子也会没有吃的兴趣，这样给大人也增添了一些考验。

　　给孩子做饭不是简单应付就能了事的，还要追求营养和花样。

　　有心的妈妈会按照菜谱多给孩子做些好吃的，把简单的饭菜变成卡通造型或者是给孩子变换着口味来做，孩子吃到这样的饭菜兴致可能会高一些。

　　所以，在面对孩子"为什么不好好吃饭"的问题时，家长一定要先从自己身上找原因，看问题是不是出在大人身上，积极地找原因，然后去解决它，这样做的效果要比总是埋怨孩子要好得多。

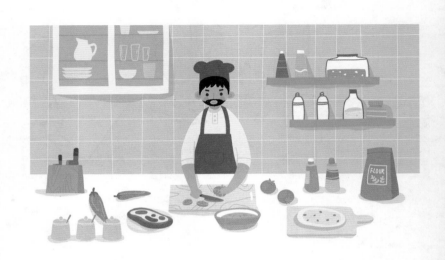

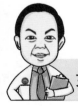 如何让孩子好好吃饭？

1. 设立"餐桌规则"

规则一：吃饭有固定时间、地点。规则二：吃一顿饭的时间超过 30 min，就不再提供食物。规则三：进餐时不看电视。

规则四：营造宽松的就餐氛围。

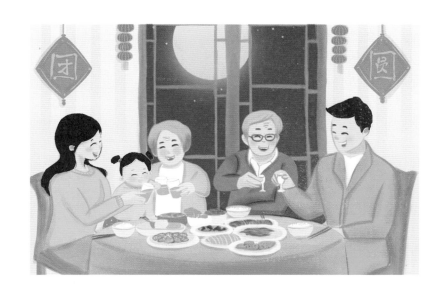

2. 建立家庭表扬平台

请记住，表扬的同时不能破坏规矩。

3. 改变饭菜口味和花样

爸妈可以征求孩子意见，主食的种类丰富一点，除了米饭之外，还可以有面包、饺子等。

4. 学习科学喂养、平衡膳食的知识

年轻的爸妈需要学习一些新知识，知道哪些该做，哪些不该做，及时纠正不合理的膳食习惯。

5. 请专科医生制定个体化措施

根据孩子的个体化膳食行为特点，提供如不爱吃蔬菜者、嗜好油炸食品等不良习惯的对策。

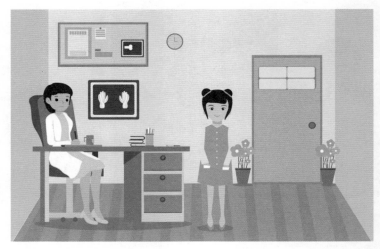

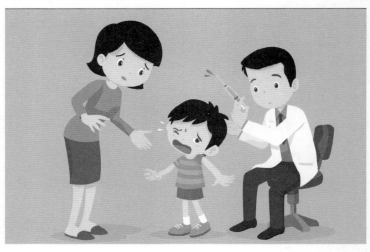

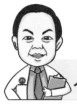

儿童长高有没有"偏方"?

随着科技的进步，我们对长高的秘密有了深入的了解。促使长高需要很多条件，骨骼具有增长的能力，是长高的关键。在这个基础上，给予充足的营养、运动和睡眠，加上健康的心理，综合作用下才能长高。不了解儿童本身的增长潜力，一味强调"偏方"，如果骨骺线已经闭合，吃任何"偏方"都无济于事。

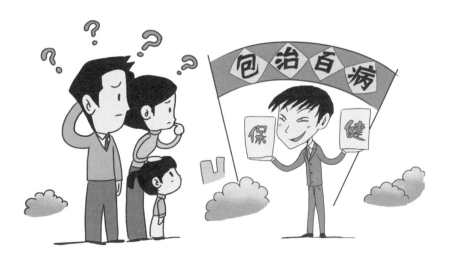

如果儿童骨骺线没有闭合，促进身高增长的生长激素是一种有活性的蛋白质，是不能通过口服进入身体的。"偏方"到了肚子里早已经和食物一起消化掉了，根本不能起到增高的作用。况且有的"偏方"含有一些不明的性激素，吃了反而会促进骨骺线闭合。最严重的是，耽误了正常的治疗，让骨骼增长的机会溜掉了。

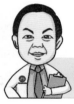

口服保健品可以长高吗？

促进身高增长的因素有以下几个方面，骨龄处于发育期，有一定增长空间，并且有适当的营养、健康的心理、充足的运动和睡眠。促进身高增长的内分泌激素包括生长激素和性激素，前者可以导致身高增长，后者除了身高增长还可以导致骨骺线闭合。这两种激素都是蛋白质，如果通过口服给药会在胃肠内消化掉，失去活性，所以一定要皮下注射给药。

口服保健品是起不到这种效果的。也许在将来，我们会发明一种可以吃的"生长激素"！

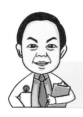

孩子个子不高，就诊时需要提供哪些信息？

孩子因为个子不高就诊，请带上：

（1）母亲妊娠情况，还有婴儿出生时情况，是否难产、窒息及采用何种分娩方式，出生时身高和体重等。

（2）孩子历年来测量的身高、体重数值，可以了解整个生长的规律，如果曾经住院应带上住院记录提供既往健康状况。

（3）父母身高和青春发育情况，家族中是否有矮小患者。

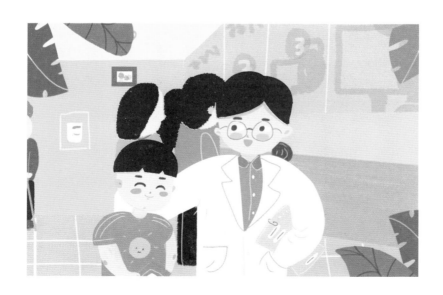

（4）智力发育情况，有无慢性肝炎、肾脏疾病和哮喘病等。

（5）是否用过影响生长发育药物，如泼尼松（强的松）、地塞米松等糖皮质激素。

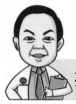

孩子个子不高需要做哪些检查？

孩子个子不高，需要检查当前的身长、体重、骨龄（拍左手腕骨片）。判断孩子骨骼生长情况，骨骺线闭合的程度和生长潜力。还要进行血尿常规检查、肝肾功能检测和甲状腺激素水平，以及观察其营养状况。如果偏离严重，要检查孩子体

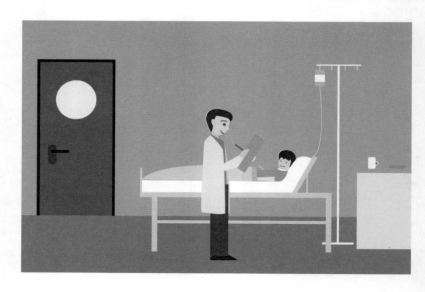

内生长激素分泌情况，需要抽血做生长激素激发试验；女孩要做核型分析。如果孩子可能伴随性发育的问题，同时还要查孩子的性腺与肾上腺等功能，都需要抽血检查。矮小儿童都要进行头颅核磁共振检查，以排除先天发育异常或肿瘤的可能性。

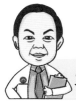

为什么要定期监测儿童骨龄？

人的生长发育可用两个"年龄"来表示，即生活年龄和骨龄。骨龄就像树木的年轮一样，我们也可以用人体不同骨骼骨化中心的出现时间，以及骨骺与骨干愈合的时间表示骨骼的实际年龄，这就叫骨龄。通常情况下孩子的骨龄和实际年龄一般都是相符的，上下浮动不超过 1 岁，而在疾病状态下，骨龄与实际年龄往往不一致。像性早熟的孩子，他们的骨龄常常比实际年龄大。

这种骨龄提前是由于青春期提前启动，性激素分泌增加引发的。由于性激素有明显促进骨骺线（这是骨骼发育的关键部位）闭合的作用，就会表现为骨龄偏大，假如没有及时治疗，等到骨骺线闭合了，孩子的生长潜能也就消失了，以后的身高发育肯定会受影响。而骨龄落后的孩子常常因为缺乏生长激素、软骨发育不全等疾病而身高增长缓慢，虽然理论上说由于骨龄较小，实际生长空间应该大于相应年龄，但由于存在生长异常，每年的实际生长幅度会小于正常儿童，后期生长空间有限，而家长还在等待孩子晚长，最终会耽误孩子身高。同样身高的孩子可能有不同的增长潜力。比如同是 10 岁，个子相同的孩子，骨龄 12 岁的孩子只能再长 3 ～ 4 年，而骨龄 10 岁的孩子还可能长 5 ～ 6 年，最后的身高就不相同了，所以一定要定期监测骨龄。

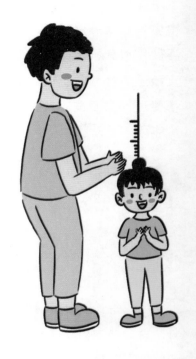

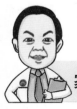

家长在生活中如何管理孩子的身高？

家长一定要留意孩子的身高增长情况，到学校去了解孩子在同班同学当中个子在什么位置，另外孩子的衣服裤子每年有没有更换大小。最重要的是，每半年监测孩子的身高、体重，做好记录，是非常有价值的信息。不能只看孩子当下的实际身高，要看孩子每年身高增长的数值是不是正常。正常情况下孩子 1 ～ 2 岁，一年长 10 cm 左右，2 岁以后到青春期前，每年身高增长 5 ～ 7 cm，平均为 6 cm。如果每年身高增长小于正常值，应尽快到相应医院检查治疗。

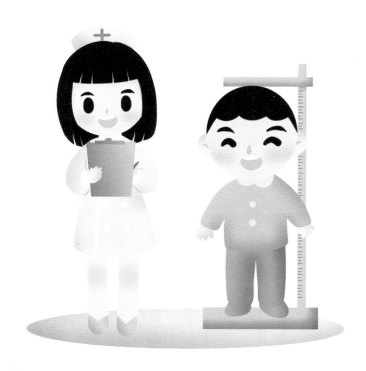

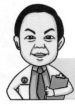

生长激素用药期间可否接种疫苗？

可否接种疫苗与儿童的身体状况有关系，例如，有无急性疾病，感冒、发烧、腹泻；是否为过敏体质，对于疫苗接种成分过敏；是否免疫功能不全，服用免疫抑制剂及糖皮质激素，是否患有先天性或者获得性免疫缺陷疾病，或者近期内使用丙种球蛋白；是否有严重的心肝肾疾病或神经系统疾病等。以上情况是不能接种的，和生长激素用药没有直接的关系。生长激素并不影响免疫系统正常作用，也不会导致疫苗过敏，所以在生长激素使用期间，只要儿童身体状况良好，没有接种疫苗的禁忌证，疫苗就可以正常接种。

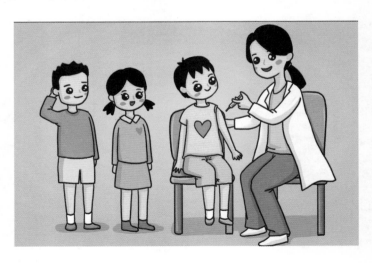

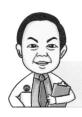

生长激素治疗期间孩子生病时是否需要停药?

　　孩子生病时需要身体内的力量打败病毒、细菌等，生长激素在孩子身体健康的时候帮孩子长高，当孩子体内感染病毒、细菌时，生长激素也可以帮助抵御病毒、细菌。如果孩子只是轻微流涕、咳嗽、无发烧时，一般无需停药。但如果孩子发烧在 38℃ 以上，要停止用生长激素直到体温恢复正常后再使用。如患有其他疾病要治疗，或需要使用糖皮质激素治疗，或需用大剂量抗生素等情况时，需请医生决断。

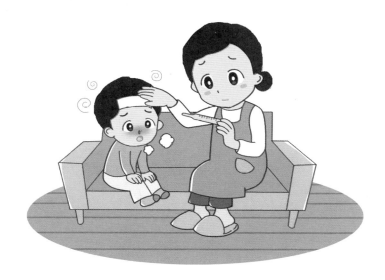

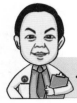

什么是"激素"？

现在很多家长一听到"激素"两个字就会有些恐慌情绪，马上就联想到了"发胖""性早熟"等情况。那么事实真是如此吗？哪些激素会影响孩子们的生长发育呢？下面来一一介绍。

激素其实是我们人体正常运转必不可少的成分之一，主要起到"通信兵"的作用，如在寒冷的时候，大脑发出指令，我们相应的激素器官就会分泌不同的激素来调整人体的功能，如甲状腺激素和肾上腺激素分泌增加促进产热，胰岛素分泌下降维持血糖稳定。

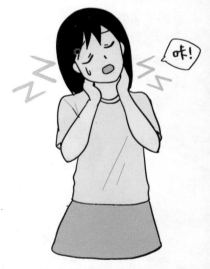

引起家长们恐慌最大的一般是糖皮质激素，而实际上糖皮质激素在某些疾病的治疗中同样必不可少，如某些自身免疫性疾病、过敏及某些肿瘤性疾病等。但是长时间服用糖皮质激素确实会导致一些副作用的发生，如肥胖、骨质疏松、免疫力下降等。

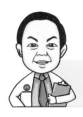

哪些激素会对孩子的生长发育产生影响呢？

可以将影响孩子生长发育的激素分为两类：

（1）对生长发育有促进的激素：生长激素、性激素、甲状腺激素。

（2）对生长发育有损害的激素：糖皮质激素。

1. 生长激素

生长激素是由垂体分泌的具有促进人体生长发育和调节作用的蛋白质，有增加机体蛋白质含量和骨量、减少全身脂肪含量的作用。

2. 性激素

性激素可以促进身高迅速增高，但如果出现性早熟，性激素会导致骨骺线提前闭合，导致孩子最终身高不高，类似于揠苗助长。

3. 甲状腺激素

甲状腺激素在身高增长中起关键作用，与生长激素、胰岛素样生长因子、性激素共同作用以促进骨的正常成熟。甲状腺激素的存在对生长激素的作用起允许作用，甲状腺激素低下时，生长激素根本无法工作，生长板的成熟程序改变，老化延迟，生长延缓，出现生长落后，同时还会导致青春期发育延迟。

4. 糖皮质激素

糖皮质激素可通过几种不同的机制抑制生长，包括干扰内源性生长激素的分泌和作用、骨形成、氮贮留和胶原形成。更长效的糖皮质激素对生长的损害更为显著（地塞米松 > 泼尼松 > 氢化可的松）。而且，口服相对雾化对生长的影响更显著。

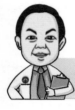

身高可以后天干预吗？

身高和很多因素都有关系，最主要的是遗传因素（通俗讲就是爸爸、妈妈的身高），那么在爸爸、妈妈的身高已经确定的情况下，如何尽可能地促进身高增长呢？

主要从以下 4 个方面来进行干预：睡、吃、动、药物。

1. 怎么睡

可以从两个角度来进行改善：睡眠质量和睡眠时间。

睡眠质量：生长激素是在深度睡眠 1 h 以后达到分泌峰值的，没有高质量的睡眠，可能会影响生长激素的分泌，影响身高。我们人体生长激素的分泌为脉冲式分泌，人体生长激素从夜间 12 点开始逐渐分泌增加，因此建议孩子每天晚上在 10 点以前上床睡觉。同时虽然并没有直接研究夜晚灯光对人体生长激素分泌的影响，但是在对荷斯坦肥育牛的研究中发现，夜晚灯光能抑制它们生长激素的分泌，从而影响它们的生长，所以建议睡觉时保持黑暗的环境，也不要在睡前玩手机这类光线强烈的发光物。

睡眠时间：充足的睡眠时间同样很重要，美国国家睡眠基金会推荐，3 ~ 5 岁的孩子每天需要 10 ~ 13 h 的睡眠。

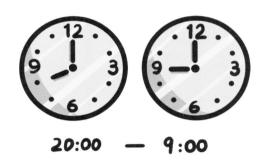

如何提高睡眠质量和时间：

（1）建立稳定的睡眠仪式，如睡前洗澡、换睡衣、讲故事、调暗灯光等。

（2）调整睡眠时间，如果孩子白天睡得太多，晚上精神太好，可以逐渐减少午睡时间，增加夜间睡觉时间（如从白天减少半小时、晚上增加半小时逐渐过渡）。

（3）强化奖励，如整夜睡觉，起来就奖励一个小贴纸。

（4）避免睡前长时间使用发光屏。

（5）规律锻炼（适用于青少年），每次至少 20 min，最好在睡前 4 ~ 5 h 以上进行。

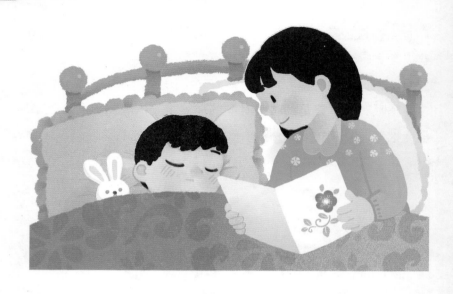

（6）出现鼾症的孩子要及时去耳鼻喉科就诊。

2. 怎么吃

调节饮食，多吃动物蛋白，如鸡蛋、牛肉、牛奶，有研究显示对于身高的作用：动物蛋白＞植物蛋白。

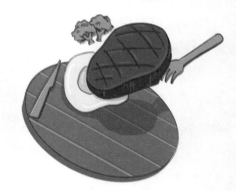

少喝果汁等甜饮料，孩子会因为喝了过多的饮料而影响对其他营养物质的摄入，最终导致身高不理想。

3. 怎么动

有研究指出，每天坚持至少 10 min 的运动能有效增加生长激素的分泌。有一项针对青少年足球运动员的研究显示，垂直起跳的运动更有利于身高的生长，因此跳绳、篮球等运动相对更好。同时儿童运动遵循安全、避免受伤的原则，夏季天气炎热，尽量在室内运动，避免中暑。

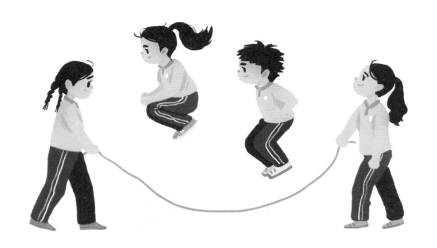

4. 药物治疗

需要强调的一点就是：不是每个孩子都需要使用生长激素治疗的，生长激素治疗有明确的适应证和禁忌证。经过检查发现有明确的适应证后，建议尽早开始治疗，一般 3～5 岁是治疗的黄金年龄，同时定期去医院复诊（建议每 3 个月复诊一次）。

同时有证据显示，额外增加 γ-氨基丁酸的摄入有利于促进生长激素的分泌。

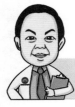

孩子现在个子不高，以后会晚长吗？

老观念认为孩子有早长和晚长之分，所谓"二十三窜一窜"这种话是不科学的。

所谓"晚长"，医学上是指青春期发育延迟，这样的孩子青春期前身高正常或略偏矮，只是到了青春期其他同龄人身高陡增而自己青春期延迟，才会显得身材矮小。晚长的孩子一般孩子父母也曾有晚长个的情况。如果孩子骨龄落后实际年龄 2

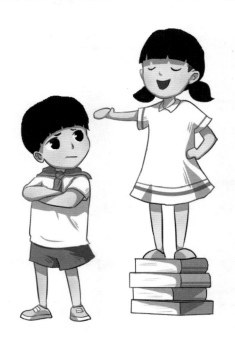

岁且生长激素水平正常，则可能为晚长或体质性青春期延迟，但如果骨龄与年龄相匹配，则提示孩子不属于"晚长"。

而且考虑到现在经济水平与一二十年前的巨大差距，父母的身高不一定代表了准确的遗传水平，如果孩子身高落后较大，是否晚长应由专业医生做出判断，切不可只是盲目等待，错失长高的机会。

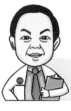

环境对儿童身高有多少影响?

环境包括自然环境、社会环境和心理环境，环境不同程度地影响人体生长发育。

以环境基本因素中自然环境 (人类生态系统中围绕着人类周围的各种自然因素的总和) 的气候条件、地理环境对身高的影响为例。一般来说，热带和温带的儿童青少年性成熟较早，身体发育水平稍差一些。

中国科学院儿科研究所 1975 年对 17 岁年龄组的平均身高调查分析得出：男性，北京 168.7 cm、武汉 167.8 cm、广州 164.7 cm；女性，北京 157.7 cm、武汉 157.3 cm、广州 155.3 cm。1982 年我国对儿童青少年身体形态、生理功能和身体素质的调研证明：北京 7 ～ 17 岁的儿童青少年与湖南同年龄组的儿童青少年相比，要高出 2.5 ～ 4.6 cm。

　　心理因素也会影响生长发育。心理因素可以说是情绪的总和，喜、怒、哀、乐、悲、恐、惊七情就是情绪的表露。情绪世界是形形色色的，客观事物给人体的感受是高兴、愉快、幸福或是忧伤、痛苦、失望，直接影响人的一切活动。

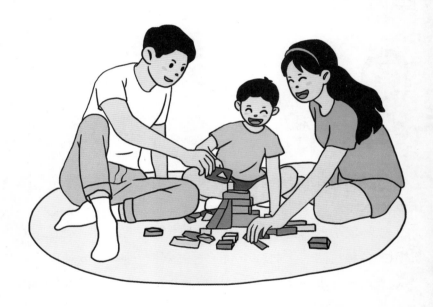

　　突然的、强烈的、持久的情感刺激就会影响人体的脏腑、气血的活动、大脑和内分泌系统的功能。忧伤、压抑、生闷气等就容易使儿童患各种疾病而影响生长发育。临床观察证明，精神受过严重刺激的儿童，不但容易患各种疾病，而且生长发育迟缓，甚至停滞，造成未老先衰。这就是不良的心理因素影响了大脑和内分泌的功能的结果。因此，给孩子创造良好的心理环境，给孩子提供充分的"精神营养"——温暖、欢乐的生活环境，使其心理上得到满足，才能心情愉快，身高就会长得更高。

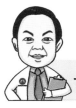

长高与季节有关吗？

季节对生长发育有显著的影响，一般在春季身高增长最快。春天来了，孩子们欢天喜地地脱下冬装，活跃在大自然暖暖的阳光下，莫负春光好，抓住这个黄金季节，让孩子们窜窜个头，长高一大截。

季节确实与生长发育有密切的关系，无论在身高或体重方面都有不同程度的影响。一般在春季身高增长比较快，而秋季体重则增加多一些。

在 3—5 月的 3 个月中，身高增加迅猛。家长们应该抓住春季这个大好时光让孩子们吃好、睡好和运动好！除了蛋白质、脂肪、碳水化合物以外，还需注意微量元素和多种维生素的补充。锌过低可使生长发育迟缓、厌食。骨的生长尤其需要足够的钙、磷及微量的镁和锰；而贫血则直接影响孩子的生长发育，需要补充足够的铁。还有碘是合成甲状腺激素所必需的，而甲状腺激素对身高及发育是至关重要的。维生素 A 缺乏可使骨短粗，维生素 C 缺乏可导致骨的细胞间质不足及脆性增高。维生素 D 调节钙磷代谢，它的不足可使骨软化导致身材矮小，阳光照射皮肤可产生维生素 D 的前身，多晒太阳能保证孩子获得长高所需的营养物质。

促进人体长高的激素——生长激素在睡眠状态下的分泌量是清醒状态下分泌量的 3 倍左右，所以保持充足的睡眠有利于长高。"春眠不觉晓"，春天正是睡眠质量最好的时候，这时候尽量让孩子们早睡、睡足、睡好，以保证生长激素的分泌。

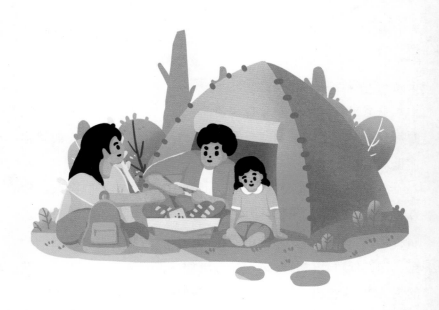

运动可刺激生长激素的分泌，大约 20 min 的有效运动可使正常儿童生长激素分泌量达到一个高峰值。春天运动气候适宜，

家长们可以让孩子在大自然中充分运动，享受新鲜的空气，享受阳光，促进孩子身心发育。

各位家长，抓住长高的季节——春天，让孩子在春天长高一截，是既科学又能实现的。

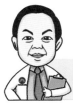

疾病会影响儿童长高吗？

几种常见导致孩子身材矮小的疾病如下：

1. 全身性疾病

全身性疾病可以影响生长发育，其影响程度决定于病变的部位、病程的长短和疾病的严重程度。如由细菌、病毒、原虫及蠕虫等引起的慢性疾病往往导致明显的发育障碍，阻碍了身高的增长。

一些感染性疾病如乙型脑炎、脑膜炎、中毒性肺炎、小儿麻痹症等，由于侵犯了大脑皮质细胞，对儿童的智力发育常常带来不可逆的损害，这些儿童往往发育迟缓，严重的可表现为侏儒。病变累及全身而致身材矮小的疾病还有许多。如先天性心脏病、慢性肺部疾病（包括严重哮喘和囊肿性纤维变性）、慢性胃肠道疾病（溃疡性结肠炎、局限性肠炎）、慢性肝脏疾病（慢性肝炎、肝硬化）、慢性肾脏疾病（慢性肾炎、肾功能衰竭)、慢性溶血性贫血及其他类型的慢性贫血等，皆可引起生长落后或青春发育延迟。

2. 内分泌疾病

人体内分泌系统中对身高影响最大的内分泌腺为垂体、甲状腺和性腺。最容易引起身材矮小的疾病有生长激素缺乏症、甲状腺功能减退、库欣综合征等。

3. 代谢性疾病

有佝偻病、糖尿病、糖原累积症、黏多糖病等。

4. 骨骼病变

有软骨发育不全、成骨发育不全等。

5. 染色体疾病

伴有身材矮小的染色体疾病较多，其中较多见的有特纳综合征、普拉德 - 威利综合征等。

6. 神经系统疾病

主要有智力低下、颅咽管瘤导致的垂体功能减退、视觉叉部神经胶质瘤、松果体肿瘤、脑积水及脑炎后遗症等。妊娠期母亲感染风湿疹病毒、弓形体、巨细胞病毒及单纯疱疹病毒等，均可以引起包括智力低下在内的胎儿多发畸形，影响今后的生长发育。

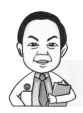

家长对待孩子的身高一般都有哪些认识误区呢？

1. 认为父母高，孩子一定高

（1）父母都希望孩子将来能有一个理想的身高，尤其是自身都不高的父母，更希望孩子长得高一点，生怕自己因身高矮而经历的挫折在孩子身上再次上演；生怕因为自己身高的影响，让孩子在择偶、工作、生活的道路上无端增加许多挫折。

一个人的身高受到遗传基因、营养、运动、睡眠、内分泌激素、骨龄和性发育情况、宫内发育情况、心理和环境等多种

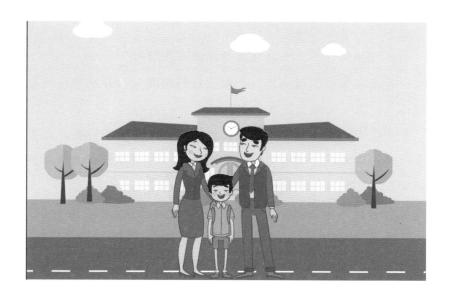

因素的影响，对这些因素综合进行科学专业的评估，就可以预测孩子的终身高，误差不超过 2 cm。父母都不高的孩子也能有理想身高；人的身高只有 60% 是由先天遗传基因决定的，剩余的 40% 受到后天的营养、睡眠、运动、内分泌、心理及环境等因素的影响。父母不高的孩子，后天因素作用发挥得好，也能有理想身高；父母高的孩子，后天因素作用发挥得不好，将来也长不高。后天因素对孩子身高的积极影响需要科学合理的干预才能被充分激发，通过营养指导、运动指导、睡眠保障、疾病预防、药物干预等科学的身高管理计划，促进人体生长激素的分泌，改善身高。

（2）虽然身高和遗传关系紧密，后天发挥同样重要。身高随机遗传爸爸或者妈妈，孩子的身高有 60% 来源于父母遗传，还有 40% 来源于后天多种因素，有的同父同母的兄弟姐妹，甚至双胞胎，身高上也悬殊有别。

2. 男孩没变声，女孩没来月经就不算发育

有很多家长错误地认为：女孩月经初潮是青春期来临的重要标志，月经初潮会带来身高和体重的快速增长。

实际上，女孩以乳腺的发育作为青春期开始的标志，如果来月经，表明已经进入青春期的中后期，是个体发育已接近成熟的标志。此时身高和体重的增加明显放缓并趋于稳定。

男孩青春期开始发育的标志比较隐蔽，男孩出现变声、痤疮、长胡须或者喉结时，孩子往往已经进入了青春期的中后期。身高突增高峰期已过，身高的增长空间已经很少，直至停止增

长。这是由于青春期之后性激素分泌增加使骨骺板成熟停止发育导致身高固定。

3. 我的孩子是晚长

（1）首先要区分一个程度问题。发育确实有早晚之分，如果与相应年龄的平均身高相差 3~5 cm，晚长一点有可能追赶得上来，甚至更高，但如果相差 20 cm，晚长还能追得上来吗？

（2）时代不同了，现在的孩子由于营养过剩和不安全食品、不良信息等，发育普遍比上一代人早。不能用上一代人的发育时间，来判断现在的孩子。

（3）"晚长"一般是指青春期发育延迟，青春期前身高正常或稍偏矮，到青春发育年龄，其他孩子发育了，晚长的孩子未发育，身高偏低。

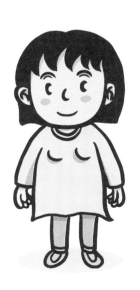
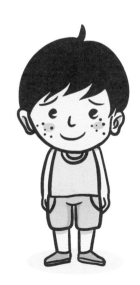

（4）判断是否是"晚长"也要有相应依据，不能仅自己凭着想像。有的明显已经早发育了，还认为是"晚长"，只是自欺欺人。应详细评估骨龄，看看骨龄是落后还是提前，才能判断发育的早晚。通过骨龄还可做成年身高预测。

4. 只要补充营养，孩子身高肯定能够正常

很多家长认为，孩子吃的少了营养跟不上，所以不长个，总会想尽办法让孩子多吃一些。3 岁以后调控儿童生长的关键因素不再是营养，而是生长激素。儿童身高增长主要依赖生长激素的分泌，生长激素分泌过少，就会导致生长迟缓。

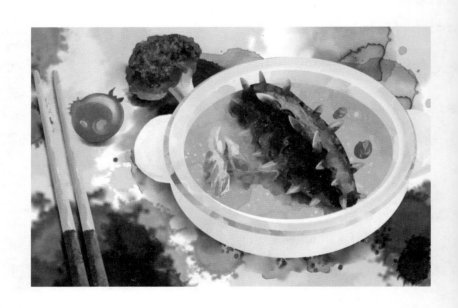

5. 只要骨骺线没有闭合都可以治疗

（1）年龄越大，骨龄也越大，生长时间缩短；骨龄越大，

对药物的敏感性越差，疗效就越差。

（2）年龄增长，体重随之增加，药物剂量增加，费用也越多。

（3）治疗年龄越小，效果越好，花费越少。

一般情况下，人的骨骺线在十四五岁的时候就会闭合，一旦骨骺线闭合，无论任何方法，都不可能再长高。

很多家长一味等待孩子晚长，认为孩子现在矮点不要紧，到了青春期会有一个意想不到的猛长期，身高很快会蹿上来，这是错误的想法。长高的机会错过了，就再没有了。因此，如果一旦发现孩子身高偏矮，越早干预，效果越好，千万不要等到骨骺线闭合才想到去干预。

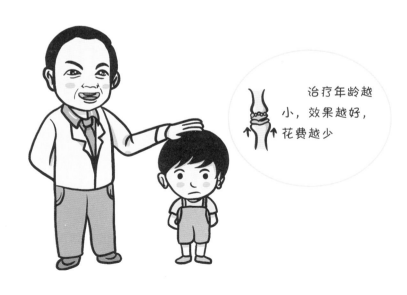

治疗年龄越小，效果越好，花费越少

6. 听说吃增高药效果好

生长激素不能吃，会被消化液破坏。口服增高药或维生素、蛋白质类营养素，或含有导致骨骺提前闭合作用的成分，吃了药是长高了，但自身生长潜力却被消耗，导致最终成人身高矮小。

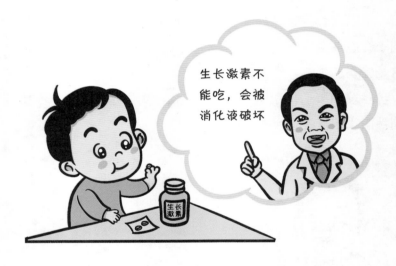

有些报道口服的增高药，对青少年的确有"增高效果"，但是经过相关实验室对药物分析，发现该类"增高药物"含有性激素！性激素的确有促进身高增长的作用，但是促进身高增长的同时，会快速促进骨骺的快速融合，对终身高的改善也是有弊无利。目前，临床上对于矮小患儿最有效的增高方法就是用重组人生长激素替代治疗，用药安全！而这一切都是在骨骺线未闭合的前提下。

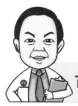

市面上的长高广告可以相信吗？

市面上的长高产品只要说对孩子长高有效，而且价格也不是很贵，家长就可能买回家试一下；但这意味着把孩子当成了小白鼠，成了增高产品的"试验品"。

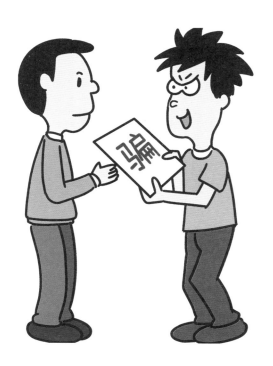

市场上关于"增高"的保健品品种多不胜数，但成分归纳如下。

（1）主要成分为赖氨酸等加钙剂和多种维生素，对促进生长有一定辅助作用，但对明显生长落后者疗效不明显。

（2）主要成分为蛋白同化剂类固醇，短期内有一定促生长效果，但促进骨骺线过早闭合，副作用明显，对最终身高不利。

（3）主要成分为雄激素，短期内有一定促生长效果，但使骨骺线迅速闭合，身高增长立即停止，并可能出现女性男性化、男性性早熟，最终身材矮小。

（4）主要成分为中草药，可改善食欲，帮助消化吸收，但疗效有限。且多种产品可能添加固醇类激素，可致性早熟并使骨骺线提前闭合，影响最终身高。

大多数"增高"保健品含有性激素和其他不明成分，有些确实在短期内能够达到促进身高增长的目的；但是却会促使骨龄加速老化，透支了以后的身高增长空间，得不偿失。

生长激素是目前国际公认的临床上能唯一有效促进身高增长的药物。